SUSANNA BINGEMER

SUPERFOODS

Kraftpakete aus der Natur

REZEPTE: HANS GERLACH

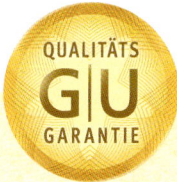

QUALITÄTS
G|U
GARANTIE

DIE GU-QUALITÄTSGARANTIE

Wir möchten Ihnen mit den Informationen und Anregungen in diesem Buch das Leben erleichtern und Sie inspirieren, Neues auszuprobieren. Bei jedem unserer Produkte achten wir auf Aktualität und stellen höchste Ansprüche an Inhalt, Optik und Ausstattung.

Alle Informationen werden von unseren Autoren und unserer Fachredaktion sorgfältig ausgewählt und mehrfach geprüft. Deshalb bieten wir Ihnen eine 100 %ige Qualitätsgarantie.

Darauf können Sie sich verlassen:
Wir legen Wert darauf, dass unsere Gesundheits- und Lebenshilfebücher ganzheitlichen Rat geben. Wir garantieren, dass:
• alle Übungen und Anleitungen in der Praxis geprüft und
• unsere Autoren echte Experten mit langjähriger Erfahrung sind.

Wir möchten für Sie immer besser werden:
Sollten wir mit diesem Buch Ihre Erwartungen nicht erfüllen, lassen Sie es uns bitte wissen! Wir tauschen Ihr Buch jederzeit gegen ein gleichwertiges zum gleichen oder ähnlichen Thema um. Nehmen Sie einfach Kontakt zu unserem Leserservice auf. Die Kontaktdaten unseres Leserservice finden Sie am Ende dieses Buches.

GRÄFE UND UNZER VERLAG. *Der erste Ratgeberverlag – seit 1722.*

KGS

THEORIE

PRAXIS

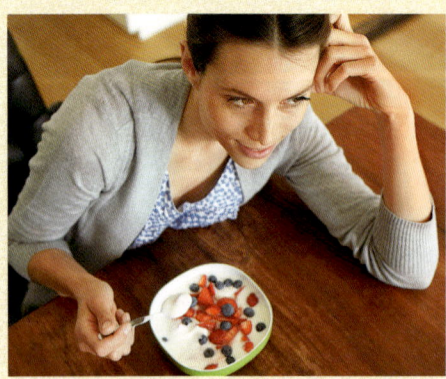

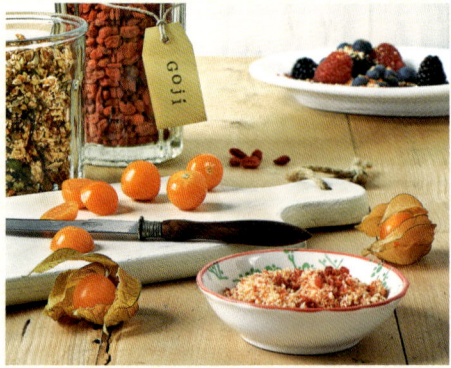

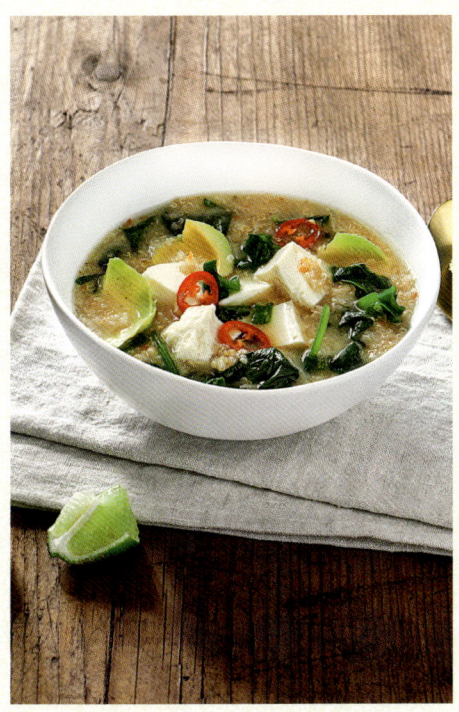

SERVICE

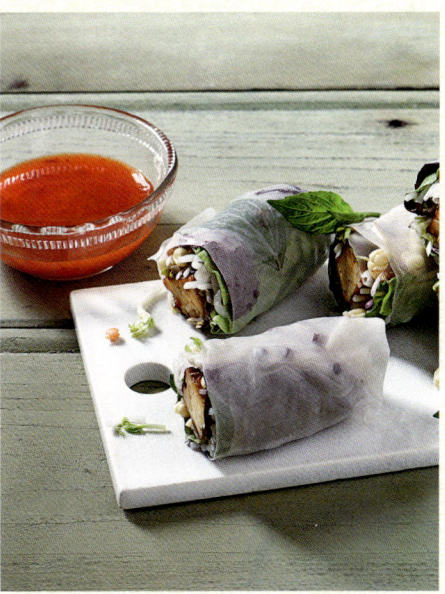

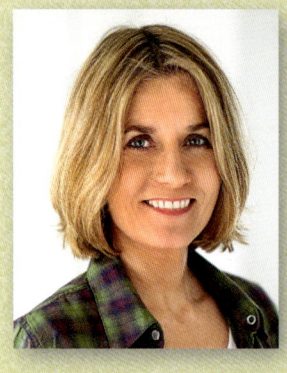

SUSANNA BINGEMER

ist Food-Journalistin und Expertin
für gesunde Ernährung

»Lass Nahrung
deine Medizin sein
und Medizin
deine Nahrung.«

HIPPOKRATES, BERÜHMTESTER ARZT
DES ALTERTUMS

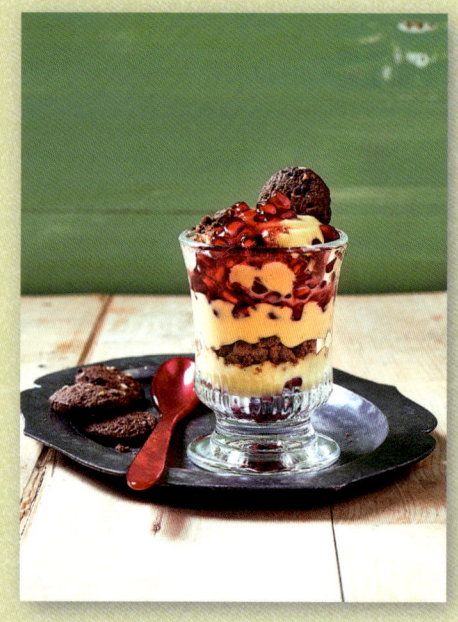

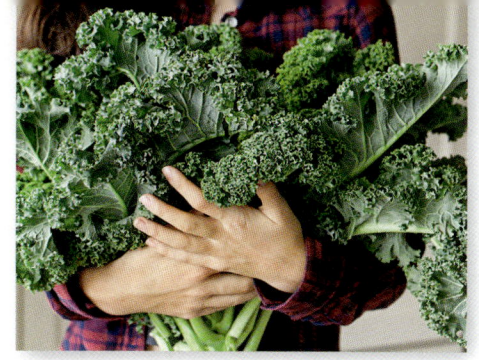

SUPERFIT MIT SUPERFOODS ...

Was wir essen, beeinflusst unser Wohlbefinden enorm. Aber wie genau sollte eine gesunde Ernährung aussehen? An dieser Frage scheiden sich oft die Geister. Immer wieder gibt es neue Studien, Meinungen und Trends. Die gute Nachricht: Egal, ob Sie sich zu Normalessern, Veganern oder Rohköstlern zählen – Superfoods werten jede Art von Ernährung auf. Diese hochpotenten Nahrungsmittel voll konzentrierter Nähr-stoffe sollen sogar so manches Medikament toppen.

Granatapfel und Co stärken unser Immunsystem, bringen Energie, helfen beim Ab-nehmen und wirken generell gegen die Zellalterung. Probieren Sie es aus. Setzen Sie Superfoods auf Ihren Speiseplan. Das ist einfach und macht Spaß. Klar, am besten wirken Superfoods, wenn Sie sich insgesamt bewusst ernähren und sich viel be-wegen. Dann sind diese Powernahrungsmittel das i-Tüpfelchen. Zudem können sie Impuls sein für einen gesünderen Lebensstil.

In diesem Buch stelle ich Ihnen die bekanntesten Superfoods vor. Neben Exoten wie Acaibeere und Chiasamen gehören dazu auch viele heimische Lebensmittel wie Lein-samen und Wildkräuter. Die Rezeptbeispiele zeigen: Superfoods halten nicht nur superfit, sondern schmecken auch super!

Viel Spaß beim Ausprobieren, Genießen und Gesundsein wünscht Ihnen

Susanna Bingemer

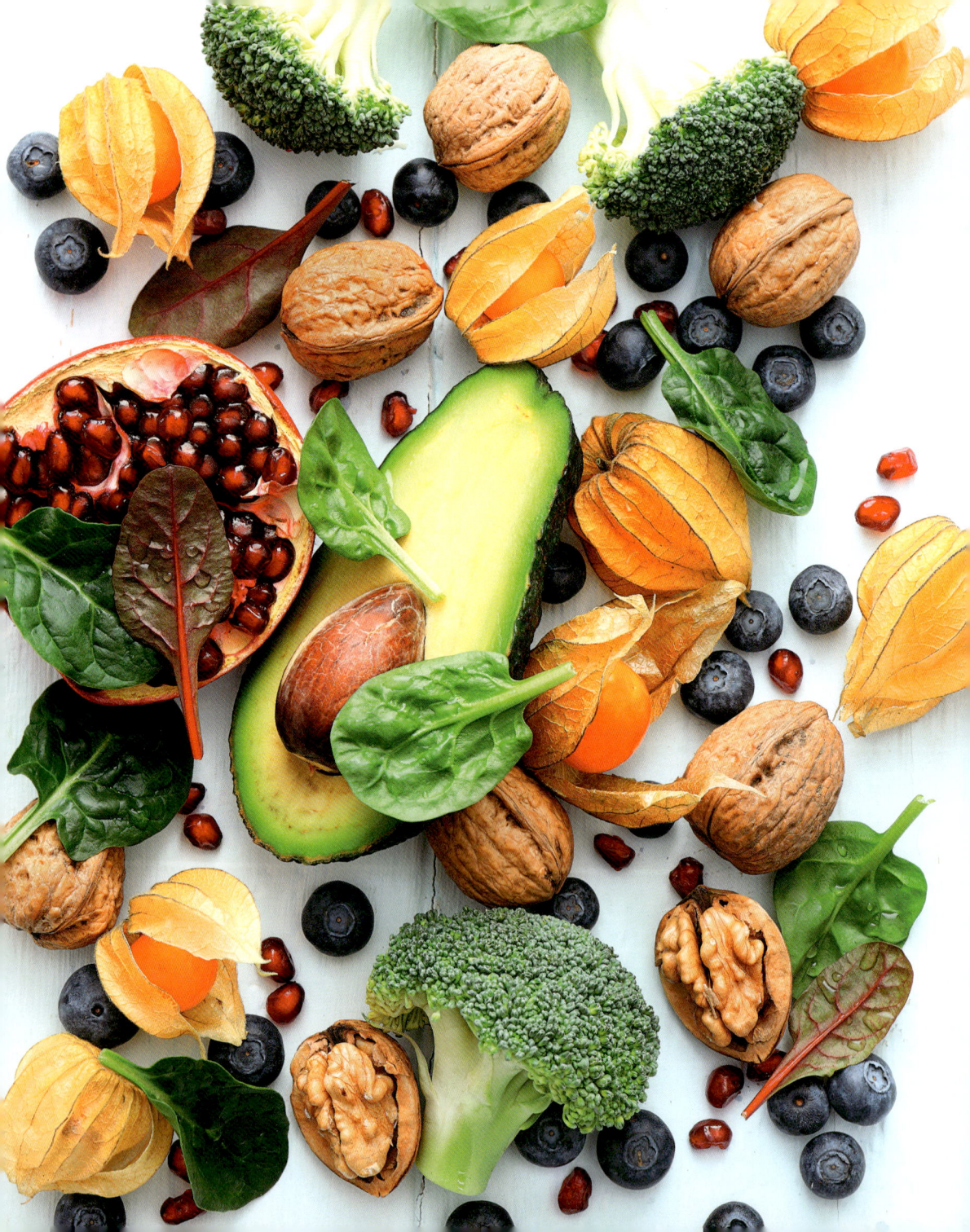

GESUND ESSEN LEICHT GEMACHT

SUPERFOODS SIND GESCHENKE DER NATUR. IHRE WERT-
VOLLEN INHALTSSTOFFE MACHEN SIE ZU EINER ECHTEN
WOHLTAT FÜR KÖRPER UND SEELE. NEHMEN SIE DAS
GESCHENK AN UND BAUEN SIE SUPERFOODS EINFACH IN
IHREN TÄGLICHEN SPEISEPLAN EIN.

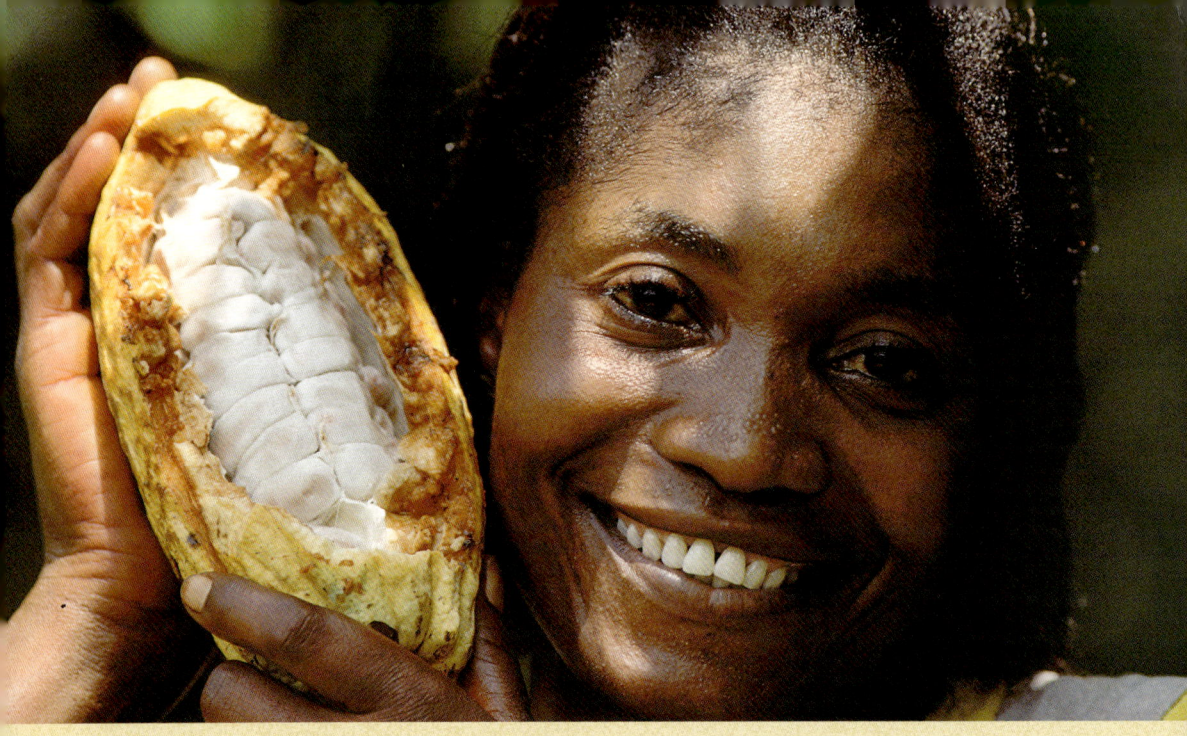

WAS SIND SUPERFOODS?

Superfoods, das klingt erst einmal wie ein modischer Marketingbegriff, mit dem sich gesunde oder auch nicht so gesunde Lebensmittel bewerben lassen. Aber es steckt mehr dahinter. Überall in der Welt gibt es sie: pflanzliche Nahrungsmittel, in denen wertvolle Nährstoffe in ungewöhnlich hoher Konzentration stecken. Sie bersten geradezu vor Vitaminen, Mineralstoffen, leicht verdaulichen Proteinen, wertvollen Fettsäuren und sekundären Pflanzenstoffen, deren enorme Wirkung auf die Gesundheit Forscher erst so nach und nach entdecken. In ihren Herkunftsländern haben diese besonderen Nahrungsmittel auch in der naturheilkundlichen Medizin Tradition – wie die Gojibeere in der Traditionellen Chinesischen Medizin, die Kakaobohne bei den Azteken oder Giersch und Brennnessel bei unseren heimischen Heilkundigen.

Denn nicht nur exotische Gewächse sind Superfoods, sondern auch viele Nahrungsmittel, die bei uns wachsen und die uns schon lange vertraut sind – wie Blaubeeren, Leinsamen, Spinat, die Walnuss und viele heimische Wildkräuter.

Suche nach optimalen Nahrungsmitteln

Der englische Begriff Superfoods hat sich in den USA im Zusammenhang mit moderner, gesundheitsbewusster Ernährungsweise etabliert: Es waren dort in den vergangenen Jahrzehnten wohl vor allem Veganer und Rohköstler auf der Suche nach den optimalen Nahrungsmitteln, die Acai, Chia und Co für sich entdeckt und bekannt gemacht haben. Auch für uns in Europa sind diese Exoten eine gute Ergänzung zu den heimischen Superfoods – besonders in der kalten Jahreszeit, wenn bei uns nur wenig wächst. Denn sie können prima gelagert werden und sind jederzeit zur Hand.

Hohe Bioverfügbarkeit

Mit all ihren wertvollen Mikronährstoffen sind Superfoods eine tolle Unterstützertruppe für unseren Körper und unser Immunsystem. Die Wirkung ihrer Vitalstoffe wird noch verstärkt durch deren günstige Zusammensetzung in den jeweiligen Nahrungsmitteln. Zudem haben Superfoods eine hohe Bioverfügbarkeit – unser Körper kann sie

also leicht aufnehmen und bestens verwerten. Das alles gilt jedoch nur für vollständige, natürliche Nahrungsmittel, die im Idealfall wild wachsen oder unter biologischen Bedingungen angebaut werden. Nur sie können ihre volle Power ausspielen: Sie sind wie ein Orchester, das gemeinsam die Musik erklingen lässt. Chemisch hergestellte Vitalstoffpräparate können niemals diese ganzheitliche, kraftvolle und gleichzeitig schonende Wirkung haben – auch dann nicht, wenn sie in Auszügen das eine oder andere Superfood enthalten.

Heilkraft aus der Natur

Die Forschung steht bei Superfoods und deren Wirkungen noch am Anfang. Doch schon jetzt weisen viele Studien darauf hin, dass ihre natürlichen Antioxidanzien eine wirksame Waffe gegen Krebs und viele Zivilisationskrankheiten wie Diabetes oder Herz-Kreislauf-Erkrankungen sein können. Auch gegen Alzheimer wurden mit Superfoods schon Erfolge erzielt.

> »Essen Sie nichts, was Ihre Großmutter nicht als Essen erkannt hätte.«
>
> MICHAEL POLLAN, JOURNALISTIK-PROFESSOR, AUTOR UND FAST-FOOD-KRITIKER

SUPERFOODS – WAS SIE KÖNNEN

Zusammen mit einer gesunden Ernährung und einem aktiven Lebensstil laufen diese 25 Superfoods zu echter Hochform auf.

1 ACAIBEERE

Jungbrunnen, perfektes Anti-Aging- und Beauty-Food, Schlankmacher

2 ALGEN

Quelle für Vitamin B12 und Chlorophyll, Chlorella entgiftet, Spirulina wirkt gegen Entzündungen und Heißhunger

3 ARONIABEERE

Schützt Zellen, Immunsystem, Muskeln und Knochen und wirkt gegen Entzündungen

4 AVOCADO

Top für Herz, Gefäße, Gehirn und Augen, Anti-Aging-Bombe und Sattmacher

5 BIENENPRODUKTE

Allrounder für Immunsystem, Energie und Nerven, wirken ausgleichend und gegen Entzündungen

6 BLAUBEERE

Schlankmacher, Gehirntrainer und Anti-Aging-Mittel, stärkt das Immunsystem, bekämpft schädliche Darmbakterien

7 CHIASAMEN

Machen satt und schlank, gut für die Verdauung, verleihen Kraft, Ausdauer und seelisches Wohlbefinden

8 ERDMANDEL

Stärkt Nerven und Immunsystem, unterstützt die Verdauung, sättigt und macht schlank

9 GETREIDEGRAS

Reinigt und belebt, pusht Stoffwechsel und Immunsystem, wirkt basisch

10 GOJIBEERE

Anti-Aging-Frucht, gut für Augen, Stimmung, Immunsystem, Schlaf, Energie und Libido

11 GRANATAPFEL

Gut fürs Herz, schlecht für Krebszellen, starkes Antioxidans, wirkt gegen Entzündungen

12 GRÜNES GEMÜSE

Gibt Kraft und Energie, stärkt das Immunsystem, zur Krebsvorbeugung

13 HANFSAMEN

Entzündungshemmend, gut für Herz, Kreislauf, Haut und Gehirn

14 INGWER

Beruhigt Magen und Darm, gut gegen Übelkeit und Erkältung, regt den Stoffwechsel an und hilft beim Abnehmen

15 KAKAO

Glücksbote und Stresskiller, anregend und konzentrationsfördernd

16 KOKOSNUSS

Für Schönheit und schnelle Energie, bekämpft schädliche Bakterien im Darm

17 LEINSAMEN

Für Magen, Darm, Hirn und Herz, stärkt Durchblutung und Immunsystem, hält den Hormonhaushalt im Gleichgewicht

18 MACA

Hebt die Stimmung, gibt Kraft, erhöht Ausdauer und Libido, hilft beim Muskelaufbau und beim Denken

19 MORINGA

Top gegen Zellalterung, stärkt sämtliche Körperfunktionen, vitalisierend

20 PHYSALIS

Für Sehkraft und gute Nerven, stärkt Immunsystem und Stoffwechsel

21 QUINOA

Proteinpower für gute Laune, sehr gut verdaulich, hilft beim Stressabbau, macht satt

22 SPROSSEN

Perfekt bioverfügbar, beleben und schenken Energie und Vitalität

23 WALNUSS

Power für Gehirn, Kreislauf und Herz, wirkt gegen Bakterien und Viren, perfekt zur Entgiftung

24 WILDKRÄUTER

Stärken Leber, Galle, Nieren und Immunsystem, regen den Stoffwechsel an, gut zum Entgiften

25 ZIMT

Senkt den Blutzuckerspiegel, hemmt Bakterien in Speisen und im Körper

Ausflug ins Grüne: Wildkräuter können Sie prima bei einem Spaziergang sammeln.

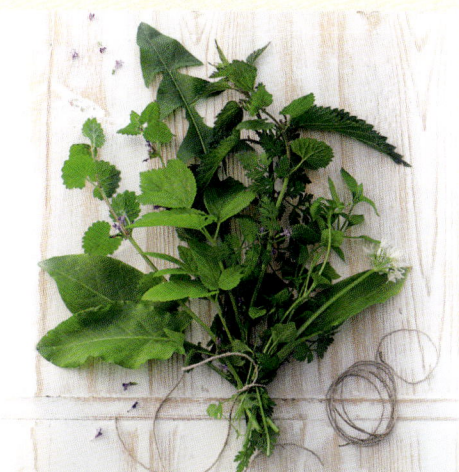

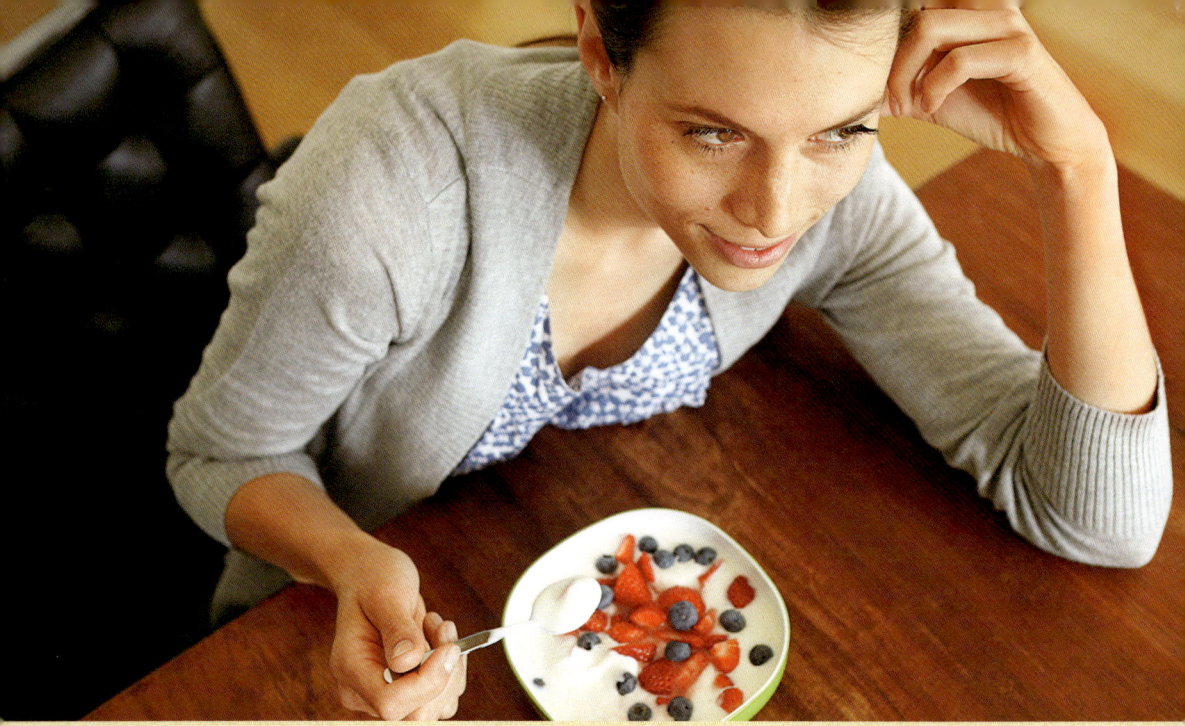

DU BIST, WAS DU ISST

Superfoods helfen uns, gesund, fit und schlank zu bleiben. Sie sind kraftvolle Nahrungsergänzungen aus der Natur, die jede Ernährungsweise sinnvoll unterstützen. So können zum Beispiel Vegetarier, Veganer und Rohköstler mit dieser Powernahrung einem eventuellen Mangel an Vitamin B12 oder Proteinen vorbeugen. Superfoods können generell positive Impulse für die Gesundheit setzen. Doch sie sind keine Wundermittel: Wer sich vor allem von industriell verarbeiteten Lebensmitteln ernährt – von Fertigpizza, Würstchen, Süßigkeiten – und auch sonst einen ungesunden Lebensstil pflegt, darf sich von seiner morgendlichen Handvoll Gojibeeren nicht zu viel versprechen. Im Klartext: Am besten funktionieren Superfoods bei einer im Großen und Ganzen gesunden Ernährung. Dann sind sie der gesunde Extrakick.

Gesunde Ernährung – die Basics

- **Viele pflanzliche Nahrungsmittel essen.** Gemüse, Kräuter, Obst, Nüsse, Samen und Hülsenfrüchte sollten die Basis Ihrer Ernährung sein. Wegen ihres Chlorophyllgehalts sind grüne Gemüsesorten die Königsklasse. Setzen Sie tierische Lebensmittel besser sparsam ein.
- **Vollkornprodukte wählen.** Sie sind gesund und machen satt. Essen Sie möglichst selten weißes Mehl.
- **Bioqualität den Vorzug geben.** Biolebensmittel sind mit weniger Schadstoffen belastet und gesünder.
- **Saisonal und regional einkaufen.** Je frischer Gemüse und Co sind, desto mehr wertvolle Nährstoffe weisen sie auf.

- **Viel Rohkost essen.** In Rohkost stecken noch alle Enzyme, die der Körper braucht.
- **Möglichst oft selbst kochen.** Bevorzugen Sie dabei schonende Garmethoden und verwenden Sie hochwertige Pflanzenöle.
- **Sparsam salzen und süßen.** Experimentieren Sie dafür lieber öfter mit Kräutern und Gewürzen.
- **Viel trinken.** Täglich sollten es mindestens 1,5 Liter Wasser ohne Kohlensäure oder Kräutertee sein.
- **Maß halten.** Genießen Sie Zucker, verarbeitete Lebensmittel, Alkohol und Kaffee lieber nur selten und dann in Maßen.
- **Regelmäßig essen.** Essen Sie tagsüber etwa alle vier bis fünf Stunden etwas – ohne Zwischendurch-Snacks. Nehmen Sie sich für die Mahlzeiten Zeit, kauen Sie langsam und gründlich.

Eine ausgewogene Ernährung ist das A und O eines gesunden Lebensstils. Die Pyramide zeigt, welche Nahrungsmittel Sie reichlich und welche Sie eher sparsam genießen sollten.

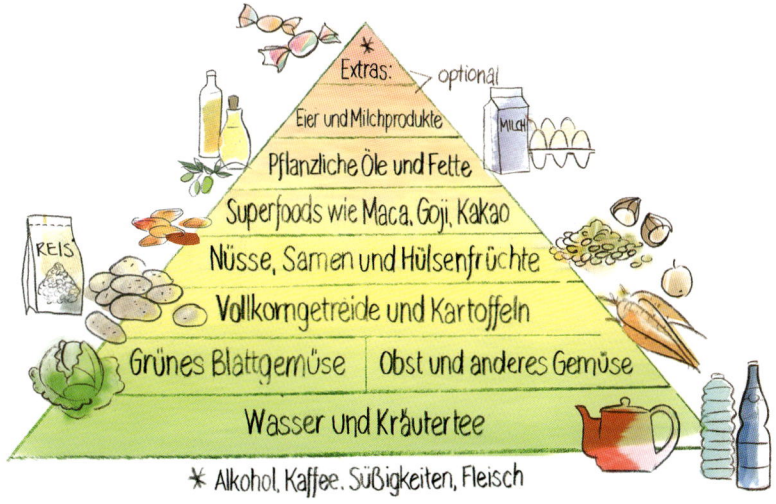

Extras: optional

Eier und Milchprodukte

Pflanzliche Öle und Fette

Superfoods wie Maca, Goji, Kakao

Nüsse, Samen und Hülsenfrüchte

Vollkorngetreide und Kartoffeln

Grünes Blattgemüse | Obst und anderes Gemüse

Wasser und Kräutertee

✳ Alkohol, Kaffee, Süßigkeiten, Fleisch

DAS SUPERFOOD-MÜSLI

Eine Schale Müsli am Morgen, und der Tag ist dein Freund! Müsli macht richtig satt und versorgt den Körper mit den wichtigsten Nährstoffen – erst recht, wenn es mit Superfoods aufgepeppt wird.

Als Zugabe ins Müsli eignen sich viele der in diesem Buch vorgestellten Superfoods perfekt. Kombinieren und variieren Sie ganz nach Laune oder Jahreszeit. Ich starte häufig mit diesem Frühstück in meinen Tag:

GRUNDZUTATEN

Als Grundzutat nehme ich etwa 2 Esslöffel Haferflocken und 2 Esslöffel Chiasamen, die ich in circa 250 ml Wasser oder Nussmilch mindestens 30 Minuten einweiche. Die Chia samen können Sie auch durch 1 Esslöffel frisch gemahlene Leinsamen oder geschälte Hanfsamen ersetzen.

GESCHMACK & ENERGIE

Dann füge ich je nach Tagesform 1 Esslöffel gemahlene Kakaonibs oder Gojibeeren zu. Zum Mahlen eignen sich eine kleine Kaffeemühle oder ein Personal Blender sehr gut, siehe hintere Innenklappe. Für eine angenehme Süße sorgen 1 Esslöffel Kokosraspel oder Erdmandeln, für einen zusätzlichen Energiekick nehme ich 1 Teelöffel Bienenpollen oder Macapulver.

KNUSPRIGKEIT & FRISCHE

Etwas Biss bekommt das Müsli durch 1 Esslöffel gehackte Walnüsse oder andere Nüsse. Ich mag auch Sonnenblumenkerne. Besser verdaulich sind Nüsse und Samen, wenn sie vorher »aktiviert« wurden ▸ siehe Seite 105. Jetzt fehlt noch etwas Fruchtiges wie eine Handvoll Blaubeeren oder andere dunkle Beeren – das darf auch Tiefkühlware sein. Gut schmecken auch Granatapfelkerne, etwas Acai-Fruchtpüree, Aroniasaft, Physalis oder einfach ein klein geschnittener Apfel.

SÜSSE & WÜRZE

Zum Schluss schmecke ich mit einem Süßungsmittel wie Honig, Agaven- oder Ahornsirup, Stevia oder Kokosblütenzucker ab. Eventuell noch eine Prise Zimt dazu und fertig ist das Powermüsli!

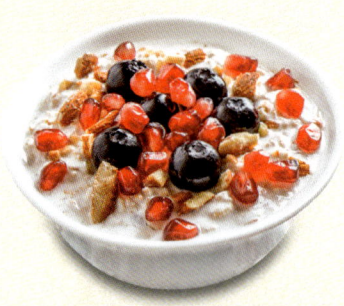

Natürlich schön und gesund

Regelmäßig zu sich genommen – im Rahmen einer auch sonst naturbelassenen Vollwertkost – sind Superfoods bestens dafür geeignet, auf natürliche und einfache Art das allgemeine Wohlbefinden zu steigern. Sie können chronische Krankheiten verhüten oder mildern, beim Abnehmen und Entgiften helfen, die Sehkraft und die Hormonbalance stärken, für schöne Haut und gute Laune sorgen, Kraft und Energie spenden und den Alterungsprozess der Körperzellen verlangsamen. Außerdem sind sie Meister darin, die Widerstandskraft und die Konzentration zu steigern, die Heilung entzündlicher Prozesse im Körper zu unterstützen und Mangelzustände zu beheben.

Die Liste der positiven Eigenschaften ist lang und von Superfood zu Superfood unterschiedlich. Was fast alle gemeinsam haben: Sie sind eine reiche Quelle natürlicher Antioxidanzien – und damit eine höchst wirksame Anti-Aging-Waffe.

INFO

DIE KRAFT DER ANTIOXIDANZIEN

Alle natürlichen Nahrungsmittel wie Obst, Gemüse oder Nüsse enthalten Wirkstoffe, die Zerstörungsprozesse im Körper verhindern können: die sogenannten Antioxidanzien. Die wichtigsten sind die Vitamine C, E, A und Mineralstoffe wie Selen und Zink. Auch unter den sekundären Pflanzenstoffen finden sich unzählige Antioxidanzien wie Carotinoide (z. B. Betacarotin) und Flavonoide (z. B. Anthocyane). All diese Stoffe können freie Radikale unschädlich machen. Diese aggressiven Sauerstoffteilchen entstehen in unserem Körper als Nebenprodukte des normalen Stoffwechsels, aber auch durch äußere Faktoren wie Rauchen, übermäßigen Verzehr von industriell verarbeiteten Lebensmitteln, Alkohol, Stress, zu intensiven Sport und Umweltgifte. Weil freie Radikale im Gegensatz zu normalem Sauerstoff nur ein Elektron haben, reißen sie – um sich zu vervollständigen – aus intakten Molekülen Elektronen heraus. So werden Körperzellen geschädigt. Wenn der Körper mehr freie Radikale produziert, als er selbst bewältigen kann, kommt es zu »oxidativem Stress«, der zu chronischen Krankheiten und sogar Krebs führen kann. Hier kommen die Antioxidanzien ins Spiel. Die Radikalfänger können freie Radikale neutralisieren und entzündliche Prozesse im Körper abwehren.

Superfoods im Alltag

Es ist gar nicht schwer, Superfoods in den kulinarischen Alltag einzubauen. Sie können diese prallen Nährstoffpakete täglich zu sich nehmen – auch verschiedene. Je nach Superfood genügen schon kleine Mengen: Weil Chlorella stark entgiftet und Maca den Hormonhaushalt beeinflusst, sollten davon zum Beispiel jeweils nicht mehr als ein bis zwei Teelöffel am Tag verzehrt werden. Grünkohl, Blaubeeren oder Quinoa dagegen können Sie auch in großen Mengen essen.

Pesto, Dip und Smoothie

Viele Superfoods lassen sich gut kombinieren, zum Beispiel im Müsli oder in einem Smoothie: Superfoods verleihen dem Mix aus Gemüse und Obst nicht nur einen geschmacklichen Kick, sondern auch eine Extraportion Gesundheitspower.
Auch Pestos, Salatsaucen und Dips können Sie mit Superfoods verfeinern. Probieren Sie es einfach mal aus. Lassen Sie sich von den

WICHTIG

DIE VOLLE KRAFT
Nehmen Sie Superfoods so oft wie möglich roh zu sich – nur so kommen Sie auch in den Genuss ihrer vollen Nährstoffkraft.

Rezeptvorschlägen inspirieren. Und wechseln Sie die Superfoods gelegentlich ab, damit der Körper von ihren verschiedenen positiven Wirkungen auch profitieren kann. Ich selbst habe eine Handvoll Lieblings-Superfoods, die ich regelmäßig verwende. Zusätzlich nehme ich immer wieder andere Superfoods zu mir – meistens phasenweise ein paar Wochen am Stück. Denn bei einigen dauert es eine Weile, bis der Organismus auf ihre Vitalstoffe reagiert.

Bewusst auswählen

Am besten sind alle Nahrungsmittel so frisch und unverarbeitet wie möglich. So ist es auch bei den Superfoods. Deshalb wähle ich frische Blaubeeren statt Acaibeerenpulver, wenn sie bei uns Saison haben. Wenn Sie Acaibeeren verwenden wollen, achten Sie auf frische Verarbeitung und nehmen Sie am besten gefrorenes Fruchtpüree.
Statt eines industriegefertigten Müsliriegels mit Gojibeeren greife ich viel lieber zu einem Stück guter Bioschokolade. Für den Riegel werden die Beeren meistens erhitzt und mit viel Zucker verarbeitet, was sie weniger wirksam macht.
Apropos Bio: Vor allem bei exotischen Superfoods ist es wichtig, beim Einkaufen auf Bioqualität zu achten. Die Bedingungen in den Anbauländern sind oft nicht sehr übersichtlich, so wurden zum Beispiel in Gojibeeren aus herkömmlichem Anbau immer wieder Pestizidrückstände gefunden.

Superfoods to go

Zu Hause sind Sie mit selbst zubereiteten Superfood-Müslis und -Smoothies schon halbwegs auf der sicheren Seite. Doch wie sieht es aus, wenn Sie unterwegs sind? Ganz lässt sich eine Superfood-Ernährung auf Reisen vielleicht nicht durchsetzen, aber ein paar Tricks zur Nahrungsaufwertung unterwegs gibt es schon:

- Einige Supersamen, -nüsse und -beeren können Sie prima nebenbei knabbern. Mischen Sie sich für unterwegs Ihr eigenes Super-Studentenfutter. Gut geeignet sind Walnüsse, getrocknete Gojibeeren und Physalis, Kakaonibs und Kokosspäne.
- Perfekt zum Mitnehmen sind auch Rohkostcracker. Die gibt es im Bioladen oder online zu kaufen oder Sie bereiten sie selbst zu – am besten auf Vorrat. Probieren Sie zum Beispiel einmal die Leinsamencracker von Seite 84. Auch selbst gemachtes Grawnola ▶ siehe Seite 39 oder Grünkohlchips ▶ siehe Seite 63 passen in einer kleinen Tüte oder Plastikdose in die Handtasche.
- Bestellen Sie im Lokal vor allem Gerichte mit vielen grünen Zutaten, so oft wie möglich auch in roher Form. Salat hat jedes Restaurant auf der Karte.
- Nehmen Sie für den ersten Tag einer Reise oder ins Büro einen grünen Smoothie mit, so bekommen Sie eine geballte Portion Chlorophyll. Der Smoothie lässt sich zu Hause gut vorbereiten und in einer kleinen Glasflasche mit Schraubverschluss mitnehmen. Einen knappen Tag hält er so auch ohne Kühlung.
- Legen Sie sich einige gut verschließbare Gefäße zu, in denen Sie zu Hause zubereitete Gerichte sicher transportieren können. Dafür eignen sich auch viele Rezepte aus diesem Buch.

Und ansonsten: Einfach entspannt bleiben. Ein paar Tage hält ein Superfood-gestählter Körper den ein oder anderen Ernährungstiefpunkt schon aus.

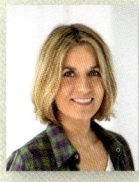

MEIN PERSÖNLICHER TIPP

HOTELFRÜHSTÜCK AUFWERTEN

Auf Reisen finde ich Superfoods in Pulverform besonders praktisch: Im Hotel rühre ich mir gleich nach dem Aufstehen einen Teelöffel Algen- oder Gerstengraspulver im Zahnputzglas mit Wasser an und trinke das auf nüchternen Magen. Schmeckt nicht unbedingt, aber so bekomme ich gleich zu Tagesbeginn eine erfrischende Portion Vitalstoffe. Am Frühstücksbuffet schmuggle ich später dann oft noch mitgebrachte Chia- oder Hanfsamen in mein Müsli.

DER GRÜNE SMOOTHIE – DIE VOLLE KRAFT VON CHLOROPHYLL

Die grüne Mahlzeit aus dem Mixer ist längst mehr als ein Trend. Grüne Smoothies sind ruck, zuck zubereitet, schmecken gut und sind supergesund.

Wichtig ist der Grünanteil des Smoothies. Das Obst dient eher der geschmacklichen Verfeinerung, Hauptdarsteller ist immer Gemüse, genauer gesagt grünes Blattgemüse, das voller Chlorophyll und anderer wichtiger Vitalstoffe steckt.

Einsteiger können mit einem Obstanteil von 60 Prozent starten, um sich langsam an den manchmal etwas bitteren Geschmack des Gemüses zu gewöhnen. Nach und nach dann den Gemüseanteil auf etwa 70 Prozent steigern – sonst bekommen Sie auf Dauer zu viel Fruchtzucker ab. Der Smoothie ist auch ein idealer Begleiter für unterwegs.

GRUNDREZEPT ZUM AUSPROBIEREN:

½ Salatgurke, 1 reife Banane oder 1 Apfel in grobe Stücke schneiden und zusammen mit 2 Handvoll gewaschenem Babyspinat oder Feldsalat, 1 bis 2 Bechern Wasser oder Kokoswasser in einem Mixer cremig rühren. Am besten und schnellsten (circa 30 Sekunden) geht das in einem Hochleistungsmixer. Eine Beschreibung nützlicher Küchengeräte finden Sie auf der hinteren Innenklappe.

SUPERFOODS ALS KRÖNUNG

Mit Superfoods lässt sich Ihr Smoothie gehörig pimpen: 1 Esslöffel Chiasamen, eine Handvoll Wildkräuter, etwas Ingwer – fast alle Superfoods eignen sich dafür. Vorsicht aber bei dunklen Beeren: Acai, Goji und Co lassen den Smoothie braun werden. Deshalb ist er nicht weniger gesund, aber das Auge isst ja bekanntlich mit.

Eine wunderbar cremige Konsistenz bekommt der Smoothie durch Avocado und im Winter verleiht das tiefgrüne Pulver von Mikroalgen und Getreidegräsern ihm ordentlich viel Chlorophyll.

Weil so ein chlorophyllhaltiger Drink eine stark entgiftende Wirkung hat, sollten Sie mit einem Glas am Tag starten. Der Körper muss sich an die Flut gesunder Stoffe erst noch gewöhnen.

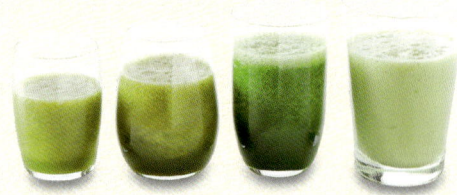

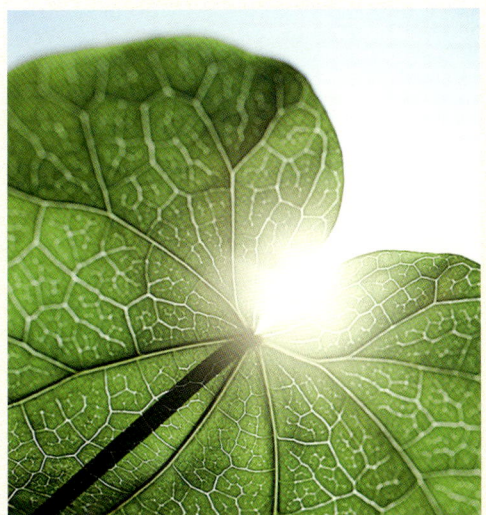

Pflanzen versorgen uns mit Sauerstoff. Ohne sie wäre auf der Erde kein Leben möglich.

CHLOROPHYLL – GRÜNE ENERGIE

Chlorophyll hat eine ganz erstaunliche Fähigkeit: Es färbt nicht nur Blätter grün, sondern wandelt Sonnenlicht in Kohlenhydrate um. Sie liefern der Pflanze die nötige Wachstumsenergie. Das Ganze nennt sich Fotosynthese und ist für den Menschen ein unglaublich wichtiger chemischer Prozess der Natur – denn ganz nebenbei entsteht so auch Sauerstoff.

GRÜN MACHT GESUND

Chlorophyll wird häufig auch als Pflanzenblut bezeichnet, weil es chemisch fast so aufgebaut ist wie Hämoglobin, der rote Blutfarbstoff von uns Menschen. Mit einem Unterschied: Im Kern von Chlorophyll befindet sich Magnesium, im Hämoglobin dagegen Eisen.

Chlorophyll wirkt blutbildend und hat noch viele weitere gesundheitsfördernde Eigenschaften: Es bindet Gifte, fördert die Wundheilung und Durchblutung und es unterstützt den Stoffwechsel und alle anderen Lebensfunktionen. Studien zeigten: Es kann sogar Krebszellen hemmen.

GRÜN ESSEN

Essen Sie deshalb so viel Grünes wie möglich – grünes Blattgemüse, Kräuter und Wildkräuter. Faustregel: Alle natürlichen Nahrungsmittel, die grün und damit chlorophyllhaltig sind, gehören automatisch zu den Superfoods – vorausgesetzt sie werden vor allem roh verzehrt, denn Chlorophyll ist hitzeempfindlich.

> **»Chlorophyll wird im kommenden Zeitalter das Hauptprotein sein ... Es wird Teile des Gehirns erschließen, von denen der Mensch heute noch nichts weiß.«**
>
> ANN WIGMORE, ROHKOSTPIONIERIN

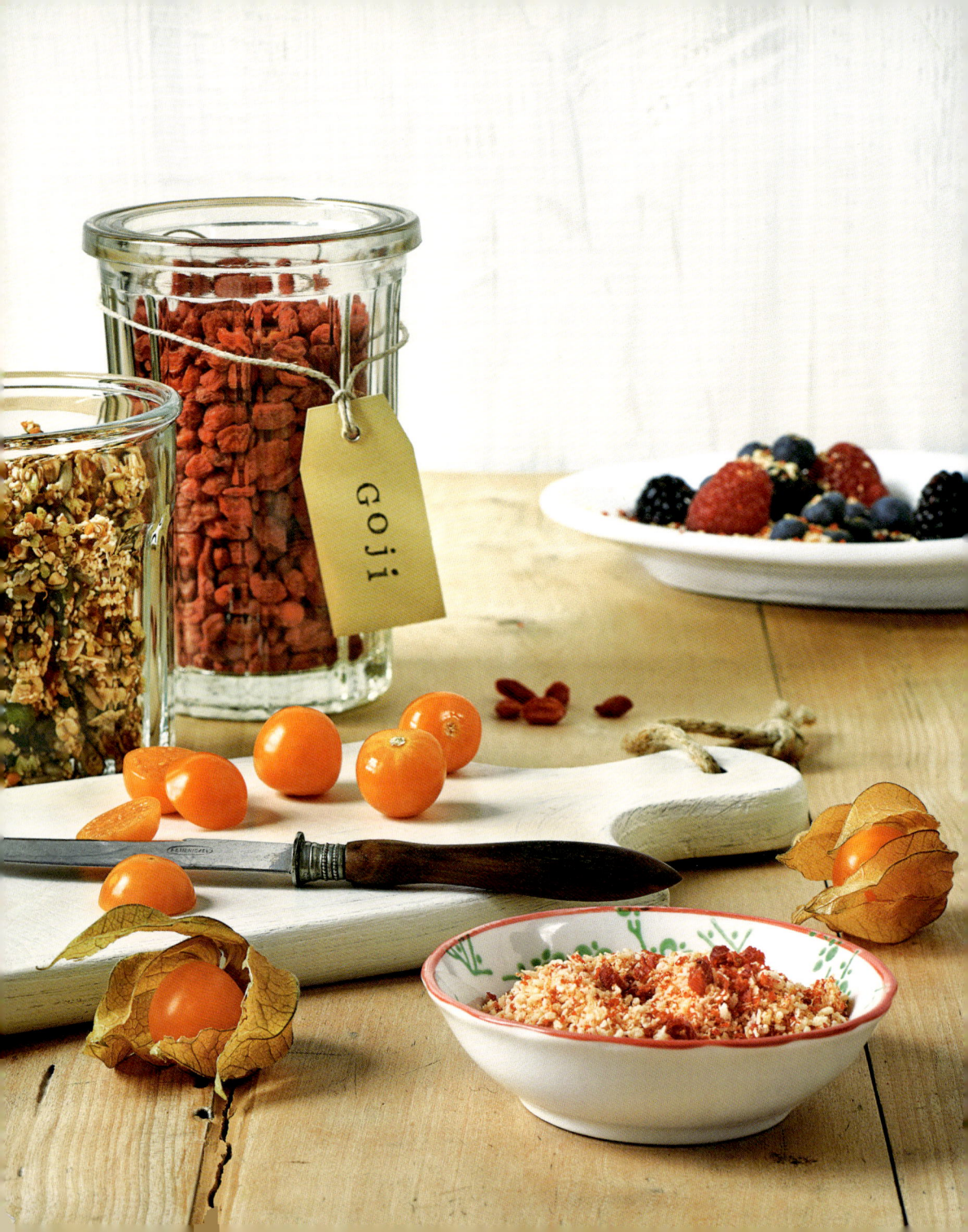

25 STARKE SUPERFOODS

LERNEN SIE DIE TOPSTARS AUS DER RIEGE DER
SUPERFOODS KENNEN UND LASSEN SIE SICH INSPIRIEREN
ZU EINEM LEBEN MIT MEHR GESUNDHEIT, WOHLBEFINDEN
UND GUTER LAUNE.

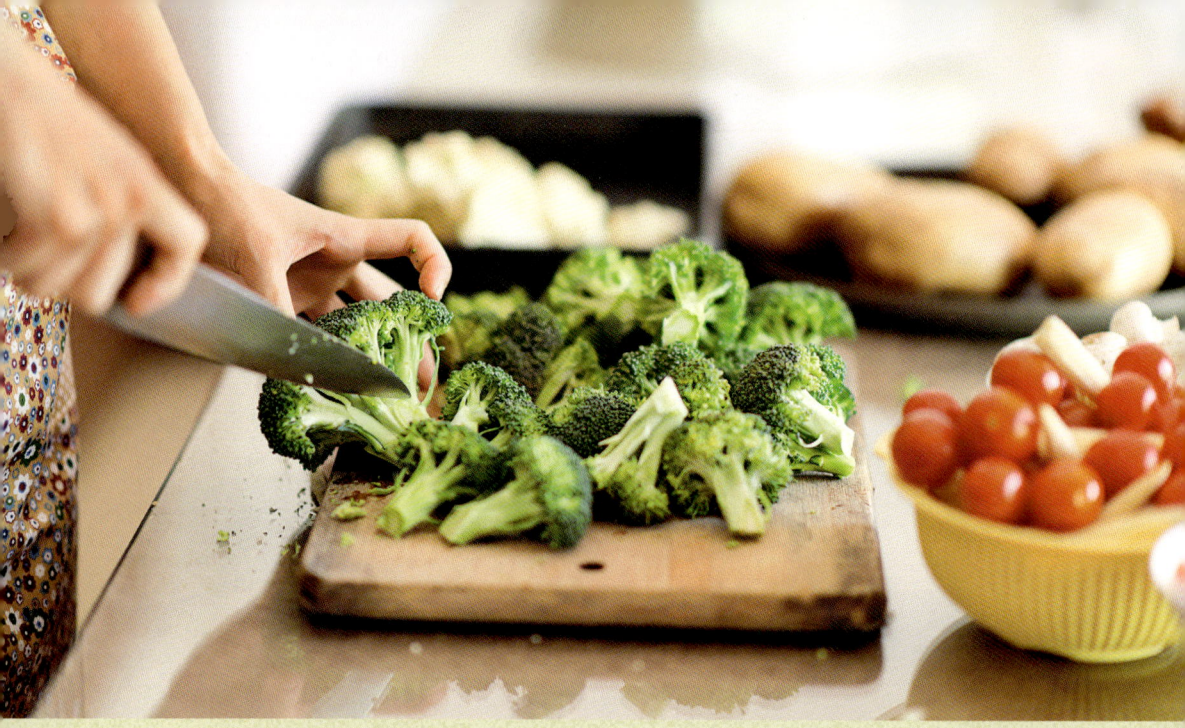

SUPERFOODS VON A BIS Z

Die meisten der in diesem Buch vorgestellten Superfoods lassen sich vielseitig in Rezepten verarbeiten. Dafür eignen sich die Nahrungsmittel in ihrer ursprünglichen, frischen Form am besten. Einige der exotischen Superfoods gibt es bei uns allerdings nur getrocknet, als Pulver oder Fruchtmark zu kaufen. Dann am besten die am wenigsten verarbeitete Form wählen. Mit manchen Superfoods können Sie auch andere bekannte Zutaten ersetzen, zum Beispiel Rosinen durch Gojibeeren. Die Rezepte in diesem Buch sind als Anwendungsbeispiele gedacht. Alle vorgeschlagenen Gerichte sind vegan. Außer zu Mikroalgen und Getreidegras, die man am besten pur oder nur mit Wasser gemischt zu sich nimmt, gibt es zu den meisten porträtierten Superfoods ein Rohkostrezept. Häufig kommt ein zweites Rezept für ein gekochtes oder gebackenes Gericht dazu.

Acaibeere

Zugegeben, anfangs war ich skeptisch: Plötzlich war die Acaibeere (gesprochen Assa-i) in aller Munde. Hollywoodstars schwärmten von der Wunderwirkung der kleinen Frucht und auch in Deutschland öffneten erste Acai-Cafés – die kleine dunkelviolette Tropenbeere boomt. Aber was ist dran an ihr? Die Früchte wachsen an der hohen Acaizeiropalme in den Regenwäldern Amazoniens. In der traditionellen Medizin der Ureinwohner hat die Beere schon lange einen festen Platz. Ihre Erfolgsgeschichte in der westlichen Welt begann wohl, als Surfer an den Stränden Brasiliens die Powerbeere für sich als natürlichen Energielieferanten entdeckten. Ein echter Kult dort: die *Acai na tigela*, ein in einer Schale servierter und mit Crunchy-Müsli garnierter Acai-Smoothie ▶ siehe Seite 25.

Amazonasbeere als Jungbrunnen

Die kleine Palmenbeere hat tatsächlich einen Superlativ zu bieten: Sie enthält mehr Antioxidanzien als jede andere Frucht auf der Welt – sogar mehr als ihre berühmte Schwester, die Gojibeere. Verantwortlich dafür ist die besonders hohe Konzentration an Anthocyanen. Das sind die sekundären Pflanzenstoffe, die für die dunkelrote, fast schwarze Farbe der Beere zuständig sind. Sie sind gut fürs Herz, senken Entzündungen und den Cholesterinspiegel. Außerdem stecken in der Frucht jede Menge weitere Radikalfänger wie Flavonoide, die auch bei der Bekämpfung von Krebs unterstützend wirken sollen. Dazu kommen 19 Aminosäuren, reichlich Mineralien und Vitamine und ein hoher Anteil nützlicher Fettsäuren wie die einfach ungesättigte Ölsäure. Diese Fettsäuren finden wir auch in Avocados und Oliven, sie stärken das Herz und die Haut. Apropos: Die Acaibeere hat den Ruf, ein Beautyfood zu sein. Der machtvolle Nährstoffmix soll eine Anti-Aging-Wirkung auf die Haut haben und aufs Gehirn. Weil die Beere den Stoffwechsel ankurbelt und auch appetithemmend wirken kann, gilt sie zudem als Schlankmacher. Jugend, Schönheit, Figur – kein Wunder, dass die Vermarktungsmaschinerie mit teilweise fragwürdigen Acai-Produkten wie »Fatburner«-Kapseln brummt. Lassen sie davon lieber die Finger. Doch fest steht: Die Beeren sind

Herbe Note für süße Desserts: Acai-Fruchtmark lässt sich schnell unterrühren.

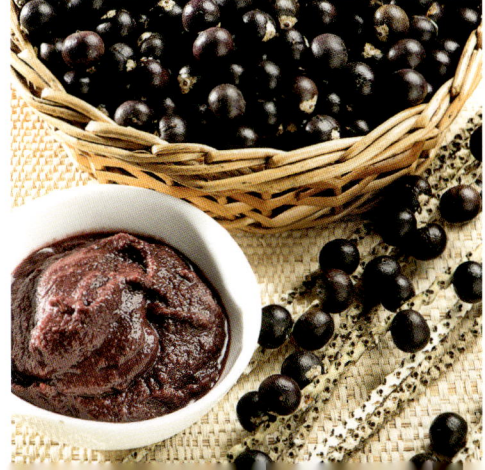

kleine Energiebomben, die unsere Zellen sehr erfrischen können.

Wie Sie Acaibeeren verwenden

Weil die kleinen Powerfrüchte extrem schnell verderben, werden sie direkt nach der Ernte tiefgefroren. Nur so bleiben alle wertvollen Inhaltsstoffe erhalten. Das ist auch der Grund, warum in Deutschland keine frischen Beeren erhältlich sind. Greifen Sie auf schonend verarbeitete Säfte oder Pulver zurück. Wichtig: Etiketten genau studieren. Handelt es sich um 100 Prozent Acai in rückstandskontrollierter Qualität? Angebrochenen Saft sollten Sie immer im Kühlschrank aufbewahren.

Besonders gut in gesunden Gerichten verarbeiten lässt sich gefrorenes Fruchtmark, das es im Internet zu kaufen gibt ▶ siehe Seite 123. Der etwas herbe, leicht an Schokolade erinnernde Geschmack der Beeren passt gut zu süßem Obst und Desserts, ins Müsli, in frisch gepresste Säfte oder alkoholfreie Cocktails. Peppen Sie auch mal selbst gemachte Energieriegel damit auf oder eine kalt gerührte Marmelade.

> »Gesundheit ist zwar nicht alles, aber ohne Gesundheit ist alles nichts.«
>
> ARTHUR SCHOPENHAUER,
> DEUTSCHER PHILOSOPH

INFO

WAS IST DER ORAC-WERT?

Der ORAC-Wert ermittelt die antioxidative Fähigkeit natürlicher Nahrungsmittel. ORAC steht für Oxygen Radical Absorption Capacity. Die Messmethode wurde 2005 in den USA entwickelt.

Je höher der ORAC-Wert, desto stärker ist die antioxidative Kraft des Nahrungsmittels – also seine Fähigkeit, freie Radikale zu neutralisieren. Die meisten Superfoods haben sehr hohe ORAC-Werte. Zu den absoluten Spitzenreitern gehört die Acaibeere mit 5 500 Einheiten pro 100 Gramm frischer Beeren. 100 Gramm Blaubeeren weisen zum Vergleich nur 2 400 ORAC-Einheiten auf. Bei getrockneten Beeren oder Pulver erhöht sich der Wert jeweils um ein Vielfaches – so sollen in Acaipulver 39 000 ORAC-Einheiten stecken. Das wird nur noch von Moringapulver mit gut 50 000 Einheiten getoppt.

Brasilianischer Energiespender

ACAI-BOWL (ACAI NA TIGELA)

200 g Acaibeerenpüree (TK) | 1 Banane |
100 ml Apfelsaft oder Wasser | 3 EL Crunchy-
Müsli

Für 2 Schalen | 5 Min. Zubereitung

1 Acaibeerenpüree aus dem Tiefkühler nehmen – vor allem im Sommer darf es ruhig bei
der Zubereitung noch gefroren sein. Die Banane
schälen, grob schneiden, einige Scheiben beiseitelegen. Zusammen mit etwa 100 ml Apfelsaft oder Wasser im Mixer auf hoher Stufe 30 bis
40 Sekunden pürieren.

2 Die smoothieartige Mischung in eine Müsli-
schüssel geben. Mit Crunchy-Müsli bestreuen,
nach Belieben mit Bananenscheiben garnieren.

VARIANTE MIT HEIMISCHEN BEEREN

Wenn Sie gerne einheimische Superfoods
verwenden, können Sie Acaibeeren durch
Heidelbeeren oder eine Mischung aus Brombeeren und Heidelbeeren ersetzen. Die Beeren waschen, abtropfen lassen und mixen.
Statt Crunchy-Müsli können Sie auch Grawnola nehmen. Das Rezept für die Knusper-
streusel aus Honig, Trockenfrüchten, Sonnenblumenkernen, gepopptem Amaranth
und Quinoaflocken finden Sie auf Seite 39.

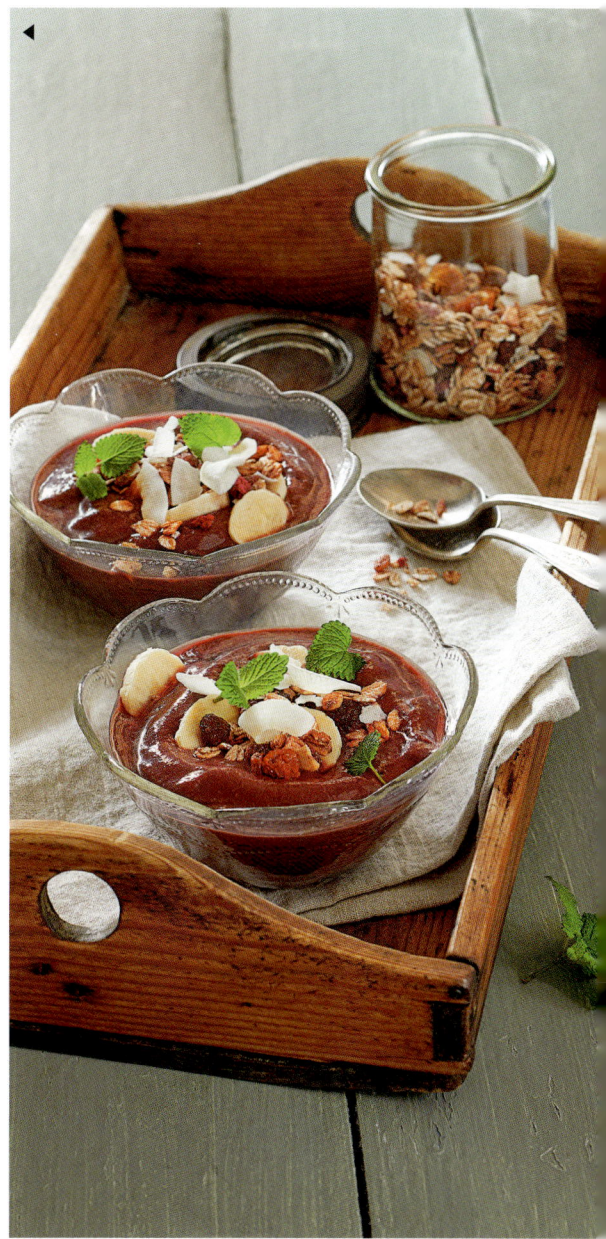

Algen

Viele von ihnen gehören zu den ältesten Lebensformen auf der Erde und sind eine supergesunde Nahrungsquelle: Algen stecken voller Protein und Chlorophyll und können als einzige Pflanzen verwertbares Vitamin B12 enthalten. Das für den Zellstoffwechsel so wichtige Vitamin kommt sonst nur in tierischen Produkten vor. Rund 40 000 Algenarten sind bisher bekannt, vermutlich gibt es deutlich mehr. Fotosynthese betreiben sie alle, aber ansonsten gibt es zwischen den Arten viele Unterschiede.

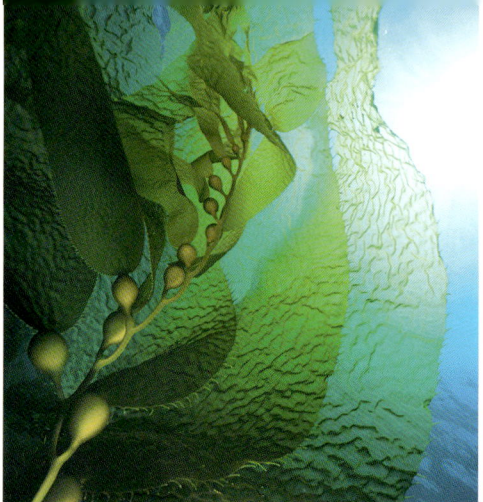

Mehr als eine Sushi-Hülle: Algen sind gesund und kalorienarm.

Wakame, Nori und Co – gute Jodquelle

Die klassischen Meeresalgen kommen in Asien schon lange als Gemüse auf den Tisch. Sie gehören zu den sogenannten Makroalgen und weisen in der Regel alle essenziellen Aminosäuren, wichtige Vitamine und sehr viele Mineralien auf. Außerdem enthalten sie entzündungshemmende und herzstärkende Omega-3-Fettsäuren. Vor allem aber sind sie eine der besten natürlichen Jodquellen – besser noch als Seefisch. Weil sie noch dazu viele Ballaststoffe, aber wenig Kalorien haben, sind sie eine prima Ergänzung auf dem Speiseplan. Bei uns in Deutschland gibt es vor allem die Braunalgen Wakame, Kombu, Hiziki, Arame und Meeresspaghetti sowie die Rotalgen Dulse und Nori zu kaufen. Die gerösteten Blätter

der Nori-Alge werden häufig für die Hülle von Sushi-Rollen verwendet.

Für Einsteiger gut geeignet: Arame- oder Wakame-Algen, die wir auch für das Trauben-Avocado-Algen-Dressing auf Seite 68 verwenden. Sie schmecken mild und sind schnell gar. Da Algen meistens getrocknet angeboten werden, müssen sie vor der Weiterverarbeitung gründlich gewaschen und mindestens 15 Minuten eingeweicht werden. Das Einweichwasser kann später mitverwendet werden.

Chlorella – Chlorophyll satt

Zu den sogenannten Mikroalgen gehört Chlorella. Die winzige Süßwasseralge ist die chlorophyllreichste Pflanze, die wir kennen. Außerdem ist sie die Pflanze mit dem höchsten Gehalt an Vitamin B12. Das ist ganz besonders für Vegetarier und Veganer interessant. Chlorella enthält zudem alle acht essenziellen Aminosäuren, gesättigte und ungesättigte Fettsäuren in einer für den Menschen gut verwertbaren Zusammensetzung, Mineralien, Lutein und Spurenelemente. Schon zehn Gramm genügen, um den Tagesbedarf an Eisen zu decken.

MIT VITAMIN C KOMBINIEREN

Am besten nehmen Sie Chlorella zusammen mit Vitamin C zu sich, so kann der Körper das Eisen besser aufnehmen. Die tiefgrüne Mikroalge stärkt die Immunabwehr, wirkt entzündungshemmend, antioxidativ und unterstützt die Darmflora. Und sie gilt als DAS Superfood der Entgiftung und Ausleitung von Schwermetallen. In der Alternativmedizin wendet man sie deshalb häufig bei Amalgamentfernungen an.

Die kleinen Poweralgen gibt es vor allem als Presslinge oder Pulver zu kaufen. Ich bevorzuge Pulver, das der Körper in Wasser gerührt schneller aufnehmen kann.

Spirulina – super Wachmacher

Die spiralförmige Mikroalge ist eigentlich gar keine Alge, sondern ein uraltes, Fotosynthese betreibendes Bakterium. Doch wie Chlorella ist Spirulina prallvoll mit Nährstoffen – von Chlorophyll, über Vitamine, Mineralstoffe und Spurenelemente bis hin zu allen wichtigen Aminosäuren. Zudem enthält Spirulina Gamma-Linolensäure, eine Omega-3-Fettsäure, die entzündungshem-

mend wirken soll. Sie punktet mit besonders viel gut verwertbarem Protein und weist mehr Eisen als Spinat auf. Spirulina ist ein wirksamer Radikalfänger und Entzündungsbekämpfer. Sie stabilisiert den Blutzuckerspiegel und kann deshalb auch Heißhunger eindämmen. Abnehmwillige sollten die Mikroalge deshalb ungefähr eine Stunde vor dem Essen einnehmen.

Morgens in Wasser oder Saft gemischt ist Spirulina ein erfrischender Wachmacher. Wegen dieser anregenden Wirkung sollte – wer diesbezüglich empfindlich ist – Spirulina nicht spätabends zu sich nehmen. Wie Chlorella gibt es Spirulina als Presslinge und Pulver zu kaufen.

AUF QUALITÄT ACHTEN

Für beide Mikroalgen gilt: Beim Kauf auf rückstandskontrollierte Qualität achten. Zum Beispiel gelten Chlorella und Spirulina aus den USA, vor allem aus Hawaii, als hochwertig. Hersteller- und Bezugsadressen für Superfoods finden Sie auf Seite 123.

WICHTIG

VIEL TRINKEN!
Wenn Sie Chlorella zu sich nehmen, trinken Sie bitte viel. Dann können gelöste Giftstoffe besser abtransportiert werden.

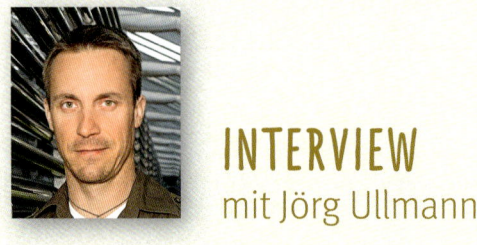

INTERVIEW
mit Jörg Ullmann

Jörg Ullmann ist Diplom-Biologe und wissenschaftlicher Projektleiter einer großen deutschen Algenfarm. Außerdem ist er als Referent und Blogger zu seinem Lieblingsthema Algen unterwegs.

Sind alle Algen als B12-Lieferanten geeignet?

Einige Algen enthalten große Mengen an Vitamin B12, die zum Teil sogar deutlich über denen in tierischen Lebensmitteln liegen. Allerdings wird ihre Bioverfügbarkeit kontrovers diskutiert.

Wie sieht es denn bei den Mikroalgen Spirulina und Chlorella aus?

Hier zeigen eine ganze Reihe Untersuchungen, dass es sich bei dem Vitamin B12 in der Cyanobakterie Spirulina hauptsächlich um ein sogenanntes Analogon handelt. Und das ist für uns nicht bioverfügbar! Im Gegensatz dazu scheint es sich beim B12 aus der Grünalge Chlorella um die bioverfügbare Form zu handeln. Aber auch hier hängt der Gehalt von der Anbaumethode ab – denn dabei muss die «richtige» bakterielle Begleitflora vorhanden sein und auch Cobalt, das Zen-

tralatom von Vitamin B12. Alge ist eben nicht gleich Alge.

Algen gelten als gute Jodquelle. Dürfen Menschen mit Schilddrüsenerkrankungen Algen zu sich nehmen?

Marine Makroalgen können Jod aus dem Meerwasser anreichern und teilweise große Mengen davon enthalten. Bis in die 1970er-Jahre verwendete man solche Algen deshalb als natürliche Jodquelle. Der Jodgehalt ist abhängig von Anbaugebiet, Jahreszeit und Umweltbedingungen. Und in Salzwasser-Grünalgen steckt oft weniger Jod als in Rot- oder Braunalgen. Zudem ist die Bioverfügbarkeit des Jods in Algen sehr unterschiedlich. Studien zeigten: In manchen Makroalgen waren 100 Prozent des Jods bioverfügbar, in anderen nur 10 Prozent. Bei Schilddrüsenerkrankungen ist deshalb Vorsicht geboten. Bei Süßwasseralgen wie Chlorella und auch beim Cyanobakterium Spirulina stellt sich die Frage nach dem Jod gar nicht: Sie weisen generell nur Spuren davon auf!

Es heißt, Chlorella soll man mit »aufgebrochener Zellwand« kaufen. Was bedeutet das?

Eine Studie zeigte 1977, dass die Verdaulichkeit von Chlorella erhöht werden kann, wenn man die Zellwände aufbricht. Deshalb werden auch heute noch Produkte mit »broken cell-wall« oder »mikronisiert« verkauft. Allerdings hing das damals eher mit der verwendeten Trocknungsmethode zusammen. Bei der heute üblichen Sprühtrocknung liegt die Verdaulichkeit bei 80 Prozent. Das ist ein guter Wert. Ein Aufbrechen der Zellwand ist also nicht nötig. Es besteht sogar eher die Gefahr, dass durch diesen Prozess wertvolle Inhaltsstoffe degenerieren können.

Als gesundheitsfördernd gilt auch die AFA-Alge. Gleichzeitig wird bei dieser Mikroalge aber vor giftigen Inhaltsstoffen gewarnt. Also lieber nicht nehmen?

Vom Verzehr dieser Alge rate ich immer ab! Sie wird als »Algenblüte« aus dem Klamath-See in den USA geerntet. Die Produkte enthalten bei Tests regelmäßig Microcystin, ein Lebergift. Außerdem – und das ist kaum bekannt – kann AFA selbst verschiedene andere Toxine bilden, auf die standardmäßig noch gar nicht getestet werden kann. Ersatzweise kann man auf Spirulina zurückgreifen, deren gesundheitsfördernde Eigenschaften denen von AFA ähneln – aber ohne deren Risiken für die Gesundheit.

Haben Sie selbst eine Lieblingsalge?

Zurzeit gebe ich gern einen Löffel Chlorella in meinen Morgen-Smoothie. Das weckt die Lebensgeister. Meine Favoriten unter den Meeresalgen: Meeresspaghetti, gemischt mit Zucchinispaghetti und Dressing. Und Nori: Einfach mal Sauerkraut darin wie Sushi einwickeln und etwas Wasabi dazu – lecker.

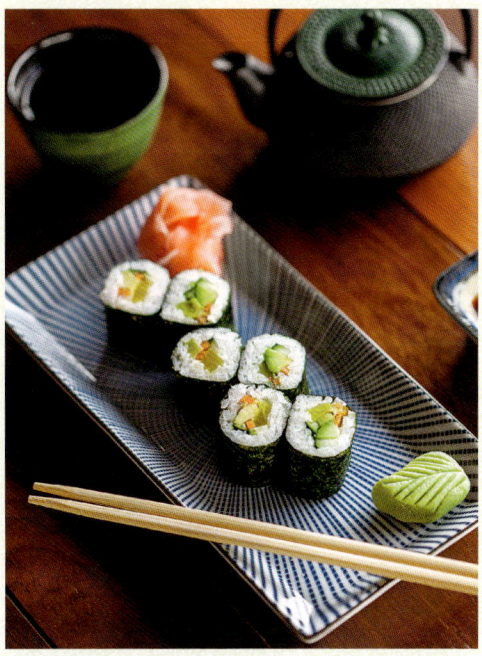

Algen stecken voller Vitalstoffe. Aus der asiatischen Küche sind sie nicht wegzudenken.

Aroniabeere

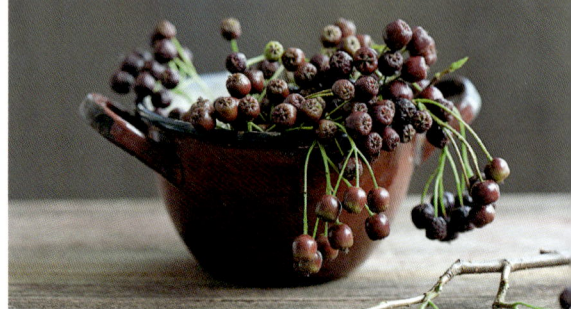

Ganz umsonst und direkt vor der Tür: Die Schwarze Eberesche gedeiht auch bei uns.

Warum in die Ferne schweifen? Die Aroniabeere ist eine prima heimische Alternative zu exotischen Beeren aus Südamerika oder Asien. Zwar hat die kleine Beere ihren Ursprung in Nordamerika, doch wurde sie schon im 19. Jahrhundert in Russland und ab den 1970er-Jahren auch in der DDR angebaut. Bis heute liegen die größten Anbaugebiete Deutschlands in Sachsen. In der ehemaligen Sowjetunion legten Wissenschaftler schon vor Jahrzehnten klinische Studien über die heilende Wirkung der sauren Früchte vor. Wegen seines antiviralen und antibakteriellen Effekts verabreichten auch Mediziner dort Aroniapulver.

Die Beere ist auch als Schwarze Eberesche oder – wegen ihres Kerngehäuses – als Apfelbeere bekannt. Es gibt rote und schwarze Arten, am meisten Gesundheitskraft steckt in der schwarzen *Aronia melanocarpa*.

Roter Farbstoff schützt Zellen

Man sieht es ihnen an: Die schwarzblauen Beeren mit dem saftig dunkelroten Innenleben haben besonders viele rote Farbstoffe, vor allem Anthocyane und Flavonoide. Diese sekundären Pflanzenstoffe sind große Zellschützer und binden freie Radikale. In der Aroniabeere stecken von den segensreichen Pflanzenfarbstoffen bis zu fünfmal mehr als in Heidelbeeren, die diesbezüglich auch schon zu den Topbeeren zählen.

Außerdem ist die Apfelbeere reich an Mineralstoffen und Vitaminen wie C, K und dem sogenannten Augen-Vitamin A. Das Gesamtpaket an Nährstoffen bringt das Immunsystem auf Trab, wirkt sich regenerativ auf Muskeln und Knochen aus und soll auch bei Entzündungen helfen.

Wie Sie Aroniabeeren verwenden

Roh schmecken die Beeren wegen ihres hohen Gerbstoffgehalts ziemlich sauer und bitter. Zudem steckt in ihnen etwas Blausäure, die erst durch Erhitzen zerstört wird. Eine kleine Portion können Sie aber bedenkenlos auch roh essen.

In Bioläden und Reformhäusern gibt es getrocknete Beeren, Aroniasaft, -sirup und -konfitüre. Mit den Beeren peppen Sie schnell und einfach Müslis und Salate auf. Weil sie ziemlich fest sind, sollten sie vorher mindestens zwei Stunden in Wasser oder Apfelsaft eingeweicht werden, am besten sogar über Nacht. Aroniakonfitüre ist ein toller Brotaufstrich oder mit Saft vermischt eine fruchtige Sauce für Desserts.

Guten-Morgen-Kick fürs Immunsystem

APRIKOSEN–ARONIA–BROTAUFSTRICH

2 EL getrocknete Aroniabeeren | 250 ml Aronia-Direktsaft | 300 g Aprikosen (entsteint 250 g) | 2 Pckg. Gelierzucker ohne Kochen für 250 g Früchte

Für ca. 700 g Fruchtaufstrich | 20 Min. Zubereitung | 12 Std. Ruhezeit | 2 Std. Kühlzeit

1 Aroniabeeren mit 2 EL Aroniabeerensaft mindestens 12 Stunden quellen lassen. Die Aprikosen waschen, halbieren und entsteinen, 250 g abwiegen. Aprikosen mit restlichem Aroniabeerensaft und Gelierzucker im Mixer oder mit dem Pürierstab auf höchster Stufe 1 Minute lang mixen.

2 Gequollene Aroniabeeren unterrühren und alles in Schraubdeckelgläser füllen. Mindestens 2 Stunden kalt stellen. Der Fruchtaufstrich hält sich im Kühlschrank problemlos 2 Wochen, meist sogar wesentlich länger.

AUS DEM GARTEN

Pflanzen Sie doch einen Aroniastrauch in Ihren Garten. So können Sie für den Brotaufstrich aus diesem Rezept im Herbst frische Apfelbeeren ernten und sich auch an den wunderschön rot gefärbten Blättern des pflegeleichten Strauchs erfreuen.

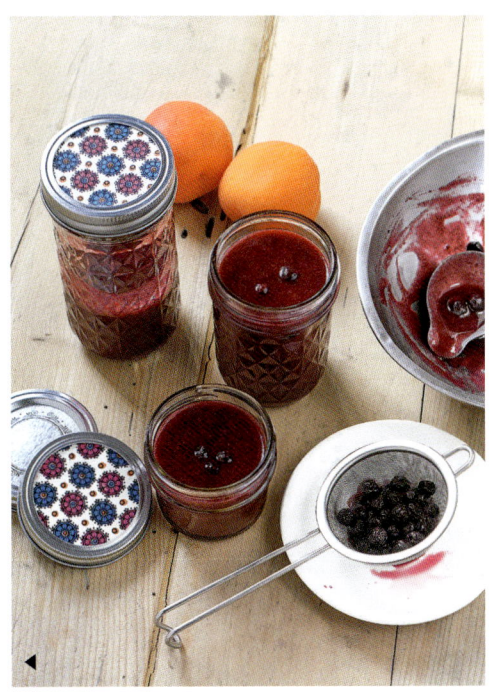

INFO

DER RICHTIGE GELIERZUCKER

Verschiedene Hersteller bieten Gelierzucker für kalt gerührte Fruchtaufstriche an. Es gibt die biovegane Variante mit Rohrohrzucker und geriebener Zitronenschale und die konventionelle mit Raffinadezucker und Zitronensäure. Entscheidender Unterschied: die unterschiedlichen Zuckermengen von 115 g bis 185 g für 250 g Früchte.

Avocado

Schon lange steht die grüne Nährstoffbombe auch hierzulande auf dem Speiseplan. Klar, sie ist cremig, köstlich und so leicht zu verarbeiten. Weil man Avocados nur roh verwendet, sind sie außerdem eine perfekte Zutat für die Rohkostküche.

In ihrer wilden Form stammen Avocados aus Mittelamerika, wo sie an immergrünen Bäumen wachsen, die bis zu 25 Meter hoch werden können. Sie werden aber auch in vielen tropischen und subtropischen Regionen der Welt auf Plantagen kultiviert. Botanisch ist die Avocado übrigens kein Gemüse, sondern eine tropische Frucht – genauer gesagt eine Beere.

Und keine Angst: Die gehaltvolle Frucht macht nicht dick, jedenfalls dann nicht, wenn Sie höchstens eine am Tag essen. Im Gegenteil halten die Avocadofette den Insulinspiegel im Körper niedrig, der dadurch viel besser Fett verbrennen kann.

Gesund für Herz, Hirn und Augen

Die »Butter vom Baum« wird die Avocado auch genannt. Kein Wunder, enthält sie doch bis zu 30 Prozent Fett. Allerdings ein besonders wertvolles – ganz ohne Cholesterin, dafür mit viel doppelt ungesättigten Fettsäuren. Letztere sind Supernahrung für Herz und Gefäße. Zusätzliches Plus: Das Fett in Avocados hilft dem Körper, fettlösliche Nährstoffe aus anderer Nahrung aufzunehmen – ein paar Avocadostücke im Salat oder im Smoothie machen also das ganze Gericht gleich noch viel gesünder.

Außerdem stecken in der Riesenbeere alle lebenswichtigen Aminosäuren, viel Vitamin A, C und E sowie Kalium, Kalzium, Eisen und Phosphor. Bemerkenswert ist auch der hohe Gehalt an Lutein. Dieses Carotinoid schützt besonders die Augen vor altersbedingten Krankheiten. Und dann ist da noch eine geballte Ladung B-Vitamine in der höchsten Konzentration, die in Früchten bekannt ist. Nicht zuletzt diesen B-Vitaminen ist es zu verdanken, dass die grüne Baumfrucht nicht nur ein Sattmacher ist, sondern auch ein Anti-Aging-Geheimtipp.

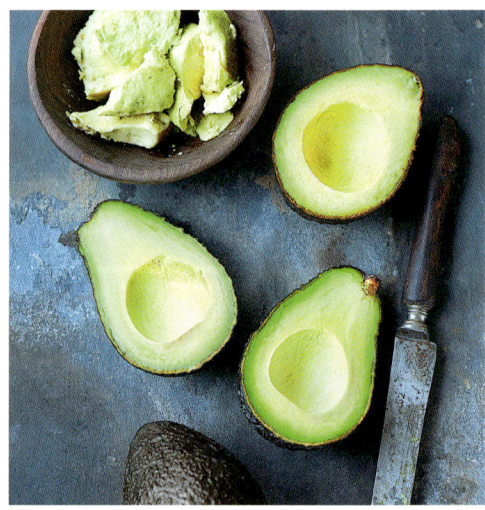

Brot, Salz, Pfeffer und das cremige Fruchtfleisch einer reifen Avocado – was braucht man mehr?

Wie Sie Avocados verwenden

Die in Europa am meisten verbreiteten Avocadosorten sind Fuerte und Hass. Fuerte ist groß, grün und birnenförmig. Die Hass-Avocado dagegen hat eine sehr dunkle, noppige Schale und ist eher oval. Das Besondere an ihr: Sie schmeckt nicht nur besser, sondern weist auch deutlich mehr Antioxidanzien auf als die meisten anderen Sorten. Die Früchte sind reif, wenn das Fruchtfleisch auf Daumendruck leicht nachgibt.

NACHREIFEN LASSEN

Noch nicht ganz reife Avocados können Sie prima zu Hause einige Tage bei Zimmertemperatur in einer Papiertüte nachreifen lassen. Ideal ist es, eine Banane oder einen Apfel dazuzupacken. Diese Früchte geben Ethylen ab, das den Prozess beschleunigt. Ganze reife Avocados können Sie auch einige Tage im Kühlschrank aufbewahren. Bei aufgeschnittenen Früchten verfärben sich die Schnittflächen braun, weil sie oxidieren. Dagegen hilft es, etwas Zitronensaft auf die Schnittflächen der Avocados zu träufeln.

CREMIGE VIELFALT

In der Küche sind die grünen Nährstoffbömbchen ganz einfach und noch dazu ziemlich vielseitig zu verwenden – natürlich für den Klassiker, den mexikanischen Avocado-Dip Guacamole, aber auch als Grundlage für Salatsaucen, Smoothies und Suppen, als Einlage für Wraps oder sogar als Cremebasis für Süßspeisen in der Rohkostküche wie zum Beispiel für eine roh-vegane Mousse au Chocolat.

Und das schnellste Rezept überhaupt: Sie verteilen das weiche Fruchtfleisch einfach auf Brot, salzen und pfeffern das Ganze und haben ruck, zuck einen köstlichen Aufstrich, den Sie nach Belieben mit ein paar Tomatenstücken und Basilikum- oder Korianderblättchen aufpeppen können.

NICHT KOCHEN

Avocados sollten nicht gekocht werden, weil sie dabei einen bitteren Geschmack entwickeln. Aber es spricht nichts dagegen, die Früchte unter ein schon erhitztes Gericht zu heben oder auch mal ganz kurz anzubraten, um sie zu erwärmen.

INFO

PFLÜCKREIFE

Früchte nennt man »klimakterisch«, wenn sie nach der Ernte noch weiterreifen. Das geht allerdings nur dann, wenn sie beim Ernten bereits die sogenannte Pflückreife besitzen, also einen Mindestzuckergehalt. Wie groß der sein muss, ist von Frucht zu Frucht unterschiedlich. Eine zu früh gepflückte, steinharte Avocado reift jedenfalls auch nach Wochen nicht nach.

Anti-Aging-Tipp

LINSENCURRY MIT AVOCADO-SAUERRAHM

300 g Puy-Linsen (oder andere Linsen oder Kichererbsen) | 500 g Wurzelgemüse wie Möhren, Pastinaken, Lauch oder Fenchel | 4 Knoblauchzehen | 30 g Ingwerwurzel | 2 Tomaten (oder 5 EL Tomatenpassata) | 2 EL Rapsöl | Kreuzkümmel | Kurkuma | Salz | ½ Bund Petersilie
Für den Avocado-Sauerrahm: 50 g Cashewkerne (wenn möglich ein paar Stunden in Wasser eingeweicht) | ½ reife Avocado | 1 EL Zitronensaft

Für 4 Personen | 35 Min. Zubereitung | 1 Std. Garzeit

1 Linsen nach Packungsanweisung einweichen und quellen lassen oder gleich mit kaltem Wasser aufsetzen und ohne Salz oder andere Zutaten weich kochen. Eingeweichte Puy-Linsen sind nach 30 bis 40 Minuten gar, andere Hülsenfrüchte können deutlich längere oder kürzere Garzeiten benötigen.
2 Das Gemüse putzen und in mundgerechte Stücke schneiden. Knoblauch und Ingwer schälen und hacken. Tomaten waschen und würfeln. Knoblauch und Ingwer im Öl anbraten. ½ TL Kreuzkümmel und 1 TL Kurkuma zugeben, salzen und umrühren. Die Tomaten zugeben, mit einem großen Schöpflöffel Linsenkochwasser (200 ml) aufgießen. 5 Minuten köcheln lassen.

3 Cashewkerne mit dem Fruchtfleisch der Avocado, Zitronensaft und einer Prise Salz fein mixen, dabei 3 bis 4 EL Wasser zugeben. Am feinsten wird die Creme in einem Hochleistungsmixer, wenn es den in Ihrem Haushalt nicht gibt, reicht auch ein Blitzhacker.
4 Gemüse in die Sauce geben, 5 Minuten weiterkochen. Linsen abgießen und zum Gemüse geben, noch ein paar Minuten kochen lassen, bis sich alles schön verbindet. Petersilie waschen, trocken schütteln und klein zupfen. Das Linsencurry anrichten, mit Avocado-Sauerrahm garnieren und mit Petersilie bestreuen.

FÜR DEN VORRAT

Von dem Avocado-Sauerrahm können Sie gut die doppelte Menge aus einer ganzen Avocado zubereiten. Den Rest im Kühlschrank aufbewahren und bei Bedarf als Dip für rohes oder gekochtes Gemüse oder als Basis für eine cremige Salatsauce verwenden.

Frisch & reich an Antioxidanzien

AVOCADO-GRÜNKOHLSALAT

250 g Grünkohl | 1 Gurke | 1 reife Avocado | 1 Bund Koriander | 2 EL Tahin/Sesammus | 1 EL helles Miso (z. B. Shiro-Miso) | 2 EL Limettensaft | 200 g Pomelo (oder Grapefruit oder Orange) | Chiliflocken (oder Cayennepfeffer)

Für 4 Personen | 20 Min. Zubereitung | 15 Min. Ruhezeit

1 Grünkohl waschen, dicke Stiele aus den Blättern schneiden, die Blätter in mundgerechte Stücke zupfen. In einer Schüssel leicht salzen und leicht kneten, ähnlich wie für einen bayerischen Krautsalat, so wird der Grünkohl weicher.
2 Die Gurke schälen, längs vierteln, das Kernhaus herausschneiden und aufbewahren. Die Gurkenstreifen quer in Scheiben schneiden. Avocado halbieren, das Fruchtfleisch herauslöffeln. Koriander grob zupfen.
3 Für die Sauce das Gurkenkernhaus mit der Hälfte der Avocado, Tahin, Miso, Limettensaft und circa 3 EL Wasser cremig mixen. Grünkohl mit der Creme mischen und ein paar Minuten lang sanft, aber gründlich einmassieren. Dann eine Weile ziehen lassen.
4 Die Pomelo schälen, dabei auch die weißen Trennhäute von den Filets abziehen. Das geht ganz gut mit den Fingern und einem kleinen spitzen Messer zum Anritzen der weißen Trennhäute. Pomelofilets grob zerpflücken.
5 Grünkohl mit restlicher Avocado und Gurke locker mischen und anrichten, mit Pomelo, einem Hauch Chiliflocken und reichlich gezupften Korianderblättchen bestreuen.

SALATE MIT GRÜNKOHL

Für Salate mit Grünkohl eher kleinere zarte Blätter auswählen, ausgewachsene große Stauden eignen sich besser zum Schmoren. Auch der italienische Verwandte *cavolo nero,* Schwarzkohl, schmeckt gut im Salat. Seine Farbe ist noch dunkler als die traditioneller Sorten aus dem deutschsprachigen Raum.

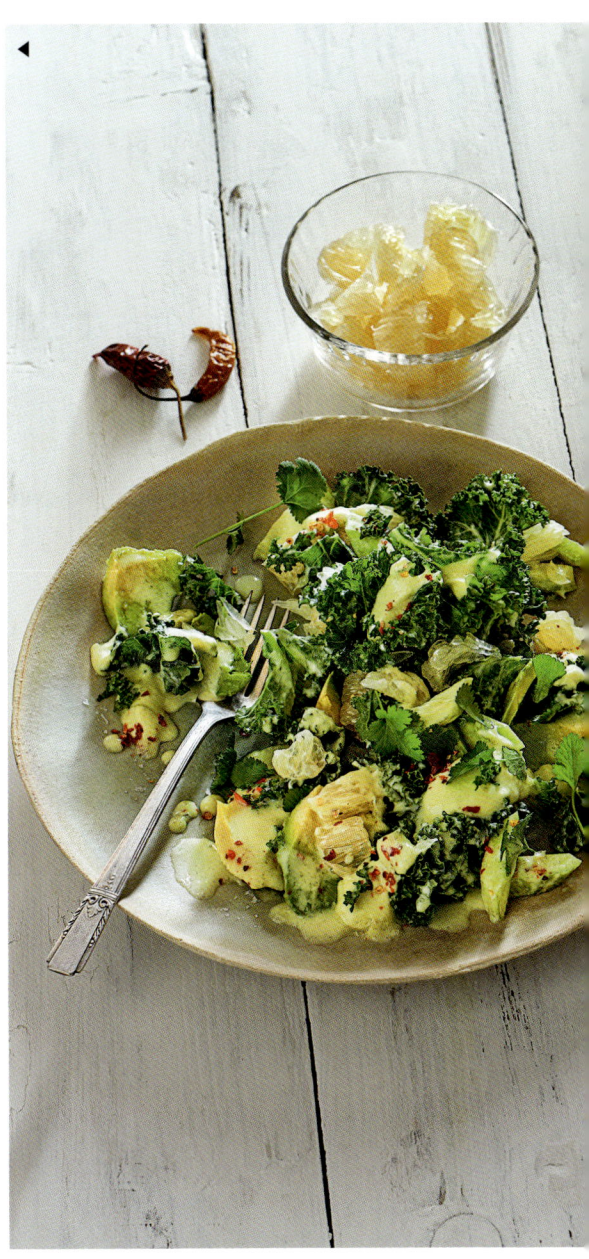

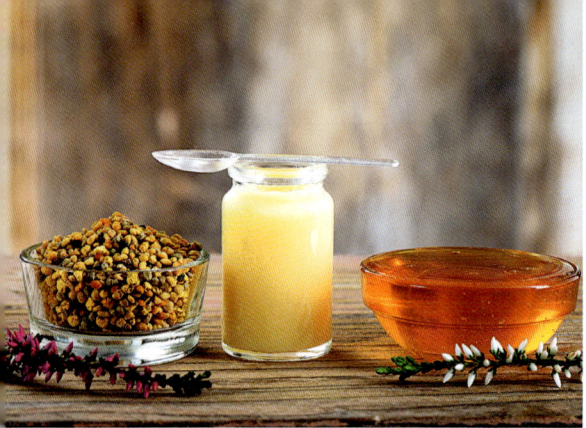

Gesunde Vielfalt aus dem Bienenstock: Die fleißigen Insekten haben mehr als Honig zu bieten.

Bienenprodukte

Sie sind unglaublich wichtig für unsere Ernährung: Bienen befruchten die Pflanzen, sodass wir deren Früchte ernten können. Doch die fleißigen Tierchen produzieren auch selbst Nahrung, die nur so überquillt vor Vitalstoffen. Das wussten schon die alten Ägypter, sie opferten ihren Göttern Honig und Blütenpollen. Eine ähnlich reiche und lange Geschichte als Superfood hat wohl nur noch Kakao. Deshalb müssen die Produkte der Bienen unbedingt mit auf meine Top-25-Liste der Superfoods – auch wenn sie nicht vegan sind. Streng genommen.

Honig – gesunde Süße

Bienen verwandeln Blütennektar in ein hochwirksames Lebensmittel: Honig ist Naturmedizin, Süßungsmittel und Nährstoffquelle in einem. Sein Hauptbestandteil ist Zucker, aber in einer Kombination aus Frucht-, Trauben- und Malzzucker, die wir besser vertragen können als andere Zuckerarten. Zudem wird der Zucker im Honig flankiert von höchst gesunden Inhaltsstoffen: Aminosäuren, wichtigen Mineralien, Spurenelementen, Vitaminen und wertvollen Enzymen, die Stoffwechsel und Immunsystem stärken und Entzündungen hemmen können. Dazu kommen antibiotisch wirkende Stoffe, sogenannte Inhibine. Honig kann Krankheiten des Magen-Darm-Trakts lindern und äußerlich aufgetragen Wunden heilen. Er gibt schnelle Energie beim Sport oder bei Erschöpfungszuständen, wirkt aber auch beruhigend auf den Organismus. Kaufen Sie immer unfiltrierten, schonend geschleuderten Honig – zum Beispiel deutschen Imkerhonig. Viele regionale Imker produzieren auch Biohonig. Vorsicht: Honig kann Bakterien enthalten, die für Säuglinge schädlich sein können. Kinder unter einem Jahr sollten ihn deshalb nicht essen.

Pollen – die Alleskönner

Ernährungsexperten sind sich einig: Blütenpollen sind ein fast vollkommenes Nahrungsmittel. Sie sind eine der besten Quellen für vollwertige Proteine, in Pollen stecken mehr davon als in Fleisch, Eiern oder Käse. Und weil das Eiweiß in Blütenpollen von den Bienen bereits vorverdaut wurde, können wir es leichter verwerten. Das ist natürlich besonders für Vegetarier interessant, zumal Pollen auch zu den wenigen pflanzli-

chen Lieferanten von Vitamin B12 gehören. Wie in Honig stecken auch in Pollen noch zahlreiche andere Vitamine, Mineralstoffe und Spurenelemente – und das in noch konzentrierterer Form. Diese Stoffe bekämpfen freie Radikale, verbessern Kraft, Ausdauer und Energie und helfen beim Aufbau von Muskeln. Bienenpollen sind nahezu Alleskönner. Und das sind die positiven Wirkungen, die man ihnen zuschreibt:
Bienenpollen

- wappnen vor Stress,
- stärken Nerven und Konzentrationsfähigkeit,
- pflegen die Haut von innen,
- fördern Durchblutung und Verdauung,
- wirken aphrodisierend,
- helfen bei Schlafstörungen,
- bekämpfen erhöhte Cholesterinwerte,
- veranlassen den Körper, weniger Histamin zu produzieren, wodurch Allergien neutralisiert werden können.

MULTIPOLLEN STATT MONOPOLLEN

Bienen sammeln während ihrer Nektarsuche eher nebenbei in ihren »Höschen« den Blütenstaub der Pflanzen, fügen ihm noch ein paar Enzyme zu und formen so die Blütenpollen. Kaufen Sie bevorzugt sogenannte Multipollen, also Pollen verschiedener Pflanzen. Die sind sehr viel wirksamer als Monopollen. Mischen Sie Pollen mit Honig oder in Smoothies, Müslis und Desserts. Beginnen Sie mit etwa einem Teelöffel am Tag,

Kinder sollten Pollen erst ab etwa sechs Jahren zu sich nehmen.

Propolis – natürliches Antibiotikum

Bienen verwandeln Baumharz mit einem Drüsensekret zu einem geschmeidigen Wabenkitt. Diese Dichtmasse bezeichnen wir als Propolis, sie schützt den Bienenstock vor unliebsamen Eindringlingen wie Pilzen, Viren und Bakterien und die Bienen selbst vor Krankheitserregern. Propolis ist ein starkes, natürliches Antibiotikum – auch für uns Menschen. Es desinfiziert, hemmt Entzündungen, stoppt Bakterien und fördert die Durchblutung. Äußerlich aufgetragen lässt

WICHTIG

RICHTIG UMGEHEN MIT HONIG
Verwenden Sie Honig nur roh, beim Erhitzen verliert er seine Enzyme. Deshalb bei warmen Gerichten den Honig erst nach dem Kochen zufügen. Honig sollten Sie fest verschlossen, trocken, dunkel und eher kühl aufbewahren, so hält er sich ewig – man fand in Pharaonengräbern Honig, der noch genießbar war! Hat er seine cremig-flüssige Konsistenz verloren, das Glas eine Weile in eine Schüssel mit heißem Wasser stellen.

es Wunden schneller heilen. Wie alle anderen Bienenprodukte ist Propolis außerdem reich an Mineralien, Vitaminen, Bioflavonoiden und Aminosäuren. Propolis können Sie direkt auf Pickel oder bei Halsentzündungen in den Mund tropfen. Bei Erkältungen die Tropfen mit Wasser verdünnt trinken.

Gelée royale – edles Elixier

Damit sich aus weiblichen Larven Königinnen entwickeln, werden sie von den Ammenbienen mit einem Drüsensaft – dem Gelée royale – gefüttert. Schon in frühen Kulturen galt dieser Königinnensaft als Quelle von Jugend und Schönheit. Sein

reichhaltiges Nährstoffpaket aus Mineralstoffen, Vitaminen, Spurenelementen und speziellen Fettsäuren regeneriert und aktiviert Körper und Geist. Es stärkt das Immunsystem, das Herz und den Kreislauf und unterstützt das hormonelle Gleichgewicht zum Beispiel in den Wechseljahren. Gelée royale weist außerdem alle 22 Aminosäuren und alle B-Vitamine auf. Im Angebot ist es gefriergetrocknet, in Trinkampullen oder mit Honig oder Pollen vermischt. Es ist empfindlich und kann nur wenige Wochen aufbewahrt werden. Schon ein halber Teelöffel am Tag soll sich langfristig positiv auf die Gesundheit auswirken.

INFO

ACHTUNG ALLERGIKER

Die Qualität von Bienenprodukten hängt stark davon ab, woher sie stammen. Auf der sicheren Seite sind Sie mit deutschem Imkerhonig. Weil bei uns aber nicht genug Honig für die große Nachfrage produziert wird, stammen die meisten der in Deutschland verkauften Honigsorten aus Nicht-EU-Ländern, größtenteils aus Mittel- und Südamerika. Achten Sie beim Kauf auf Bioqualität und Nachhaltigkeit. Die Produkte sollten nur von Bienenstöcken kommen, die in einer Umgebung stehen, die möglichst frei von Umweltverschmutzung und Insektiziden ist. Manche Menschen reagieren dennoch allergisch auf Bienenprodukte. Wenn Sie sich nicht sicher sind, nehmen Sie zunächst nur eine sehr kleine Menge des jeweiligen Produkts zu sich – am besten aus der Region, in der Sie wohnen. Das kann manchmal zu einer Desensibilisierung beitragen. Zeichen für eine allergische Reaktion können Hautausschlag, Niesen oder Atembeschwerden sein. Kinder unter einem Jahr sollten generell keine Bienenprodukte zu sich nehmen.

Knusprig-süßer Kraftspender

GRAWNOLA MIT HONIG UND BIENENPOLLEN

100 g Trockenfrüchte (Rosinen, Physalis, Aprikose, Dattel …) | 75 g Honig | Zimt | Meersalz | 2 EL grüne Pistazien | 150 g kernige Haferflocken | getrocknete Buchweizenkeimlinge | Sonnenblumenkerne und Quinoaflocken gemischt | 25 g gepoppter Amaranth | 2 EL Bienenpollen

Für 4 Portionen | 20 Min. Zubereitung | ca. 30 Min. zum Quellen | ca. 12 Std. zum Trocknen

1 Trockenfrüchte mit lauwarmem Wasser knapp bedecken, mindestens 30 Minuten einweichen, anschließend abgießen und im Blitzhacker mit dem Honig pürieren. Mit einer Prise Zimt und Meersalz würzen.

2 Pistazien hacken, mit der Honigpaste und den Flocken, Keimlingen und Kernen verkneten, zuletzt Amaranth und die Bienenpollen gut untermischen.

3 Die Grundmasse locker auf mit Backpapier ausgelegte Ofenbleche oder Siebeinsätze für das Dörrgerät bröseln und bei 40 Grad im Backofen oder im Dörrgerät etwa 12 Stunden trocknen. Manche Backöfen kann man nicht so weit herunterregeln – dann einfach einen Kochlöffel in die Ofentür klemmen, sodass Feuchtigkeit und Wärme gut abziehen können.

4 Fertiges Grawnola auf Müsli oder Früchte streuen oder einfach mit etwas Nussmilch begießen und genießen.

KÖRNER KEIMEN LASSEN

Buchweizen und Quinoa sind trocken zu hart zum Essen. Statt kochen hilft auch keimen lassen, dadurch werden die Körner weicher und gut verdaulich. Dafür die Körner etwa zwei Tage feucht halten, bis kleine Keimspitzen sichtbar werden. Dann gleich verwenden oder im Dörrapparat wieder trocknen. Getrocknet gibt es sie auch zu kaufen.

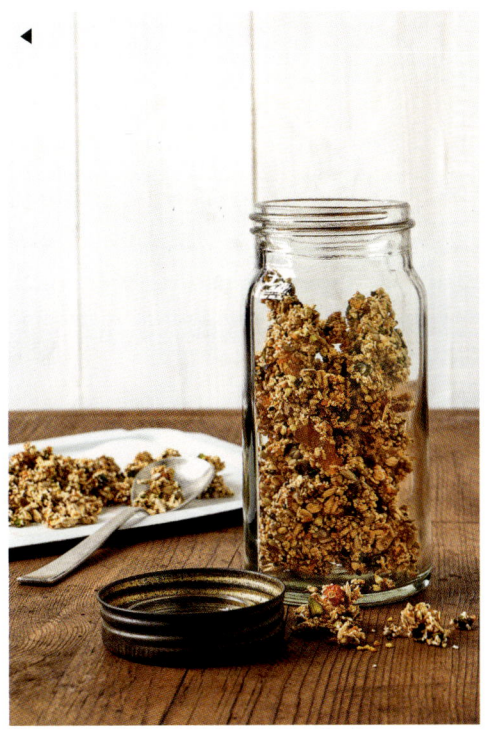

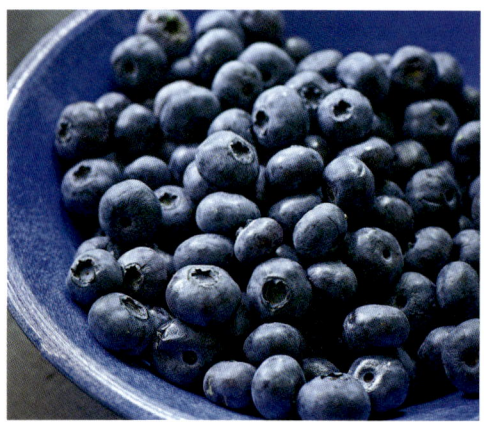

Kinder lieben sie und das ist kein Wunder,
denn Blaubeeren sind süß und sooo köstlich.

Blaubeere

Die tiefblauen kleinen Beeren gehören einfach zum Sommer, inklusive der dunkelblau gefärbten Zunge nach ihrem Genuss. Blaubeeren oder Heidelbeeren, wie sie auch genannt werden, gehören mit zu den gesündesten Früchten, die die Natur in unseren Breitengraden zu bieten hat. Sie sind wahre Alleskönner – prallvoll mit gesunden Nährstoffen, kalorienarm und köstlich.

Schlankmacher und Gehirntrainer

Es sind vor allem ihre Anthocyane, die blauen Farbstoffe, die der kleinen Beere Superkräfte verleihen. Wie ihre exotische Schwester, die Acaibeere, enthält die Blaubeere viele dieser hochwirksamen Antioxidanzien. Sie schützen unsere Zellen vor dem schädlichen Einfluss freier Radikale und sind so ein natürliches Anti-Aging-Mittel.

Die wirksamen Inhaltsstoffe der Blaubeere scheinen zudem besonders dem Gedächtnis auf die Sprünge zu helfen und die Konzentrationsfähigkeit zu erhöhen. Mehrere Studien legen nahe, dass sie das Gehirn vor Schädigungen schützen und die Kommunikation der Hirnzellen verbessern – also auch eine Waffe gegen altersbedingte Krankheiten wie Alzheimer sind.

Blaubeeren liefern außerdem Ballaststoffe, knochenaufbauendes Vitamin K, das Augen-Vitamin A, viele B-Vitamine und eine gute Portion der Vitamine E und C. Vor allem Letzteres kurbelt die Fettverbrennung an und stärkt das Immunsystem. Blaubeeren reinigen den Körper, stärken das Herz und senken den Cholesterinspiegel. Und: Ihre Gerbstoffe machen den Darm fit gegen schädliche Bakterien.

Wie Sie Blaubeeren verwenden

Bei uns haben Heidelbeeren von Juli bis etwa September Saison. Kaufen Sie nur schön pralle Beeren und behandeln Sie sie vorsichtig. Die Beeren sind druckempfindlich und schimmeln schnell. Deshalb möglichst rasch verbrauchen und nur wenige Tage im Kühlschrank aufbewahren. Bei Beeren aus kultiviertem Anbau reicht es, sie vor dem Verzehr kurz in Wasser einzutauchen. Auch wenn es in Deutschland nur sehr selten Fälle von Fuchsbandwurm gibt, lautet aber bei selbst im Wald gepflückten Beeren der Rat: Beeren gut waschen!

BEEREN EINFRIEREN

Legen Sie sich im Sommer einen Vorrat für den Winter an, Heidelbeeren lassen sich prima einfrieren. Verteilen Sie die Beeren dazu zunächst einzeln auf einem Brett und stellen Sie sie in den Gefrierschrank. Nach etwa einer Stunde können Sie die Früchte in einen Beutel umfüllen und dann bei Bedarf portionsweise entnehmen.

Die blauen Früchtchen sind ganz schön vielseitig: Sie krönen nicht nur Frühstücksbreie, Smoothies und Desserts aller Art, sie passen als Beilage auch gut zu Pfannkuchen und Waffeln oder als Zutat in Muffins. Und mischen Sie die Beeren doch auch einmal unter pikante Salate.

NICHT MIT MILCH KOMBINIEREN

Um die volle Antioxidanzienkraft von Blaubeeren zu erhalten, ist es empfehlenswert, die Beeren nicht zusammen mit Milchprodukten zu essen. Denn Milcheiweiß verringert die Wirkung der Radikalfänger. Für mein Blaubeer-Müsli nehme ich stattdessen Nuss-, Hanf- oder Reismilch.

INFO

WILDE BLAUBEEREN

Als Frischbeeren gibt es im Handel vor allem kultivierte Blaubeeren. Sie sind größer als wilde Blaubeeren und haben helles Fruchtfleisch. Wild gewachsene Heidelbeeren sind kleiner und von intensiverem Blau – auch das Fruchtfleisch. Vor allem aber schmecken sie aromatischer und haben noch mehr Antioxidanzienkraft als ihre kultivierten Kollegen. Denn die bioaktiven Wirkstoffe stecken im Farbstoff der Früchte. Das bedeutet: Je kräftiger das Blau der Beere, desto mehr Antioxidanzien. Bei uns können Sie im Sommer wilde Beeren im Wald sammeln oder mit etwas Glück auf Bauernmärkten finden. Wilde Heidelbeeren lassen sich nicht anpflanzen. Sie wachsen nur dort, wo sie sich von alleine angesiedelt haben, deshalb sind die Mengen bei uns sehr begrenzt. Wilde Blaubeeren für die Nahrungsmittelindustrie kommen vor allem aus Nordamerika und Kanada. Dort wachsen sie seit Jahrtausenden auf riesigen Flächen und werden naturnah gepflegt, geerntet und schonend schockgefrostet. Wenn Sie also beim Einkaufen im Tiefkühlregal wilde Blaubeeren entdecken, greifen Sie ruhig zu.

Gesundes aus der Backstube

BLAUBEERMUFFINS

200 g Mehl | 10 g (2 TL) Backpulver | 100 g Zucker | 1 TL geriebene Zitronenschale | 1 EL Zitronensaft | 100 ml Sojamilch | 75 ml Mineralwasser mit Kohlensäure | 75 ml neutrales Öl (z. B. Sonnenblumenöl) | 125 g Blaubeeren (frisch oder TK)

Für 12 Muffins | 20 Min. Zubereitung | 25 Min. Backzeit

1 Backofen auf 200 Grad vorheizen (Umluft 180 Grad). Mehl, Backpulver und Zucker in einer Rührschüssel mischen. Zitronenschale und -saft, Sojamilch, Mineralwasser und Öl unterrühren – aber nicht zu lange, wenn noch kleine Mehlklümpchen im Teig sind, stört das nicht.
2 Die Hälfte der Blaubeeren vorsichtig unter den Teig ziehen. Eine Muffinform fetten oder Muffinförmchen mit Papier auslegen. Den Teig darin verteilen, restliche Beeren auf den Teig geben. Im Ofen auf der zweituntersten Schiene 20 bis 22 Minuten backen.

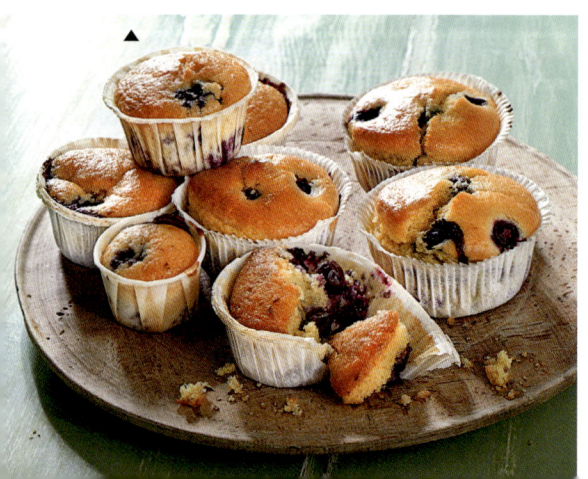

Geballte Nährstoffpower

SPINATSALAT MIT KOKOS UND BLAUBEEREN

200 g junger Blattspinat (oder Babymangold) | 125 g Blaubeeren | 300 g festkochende Kartoffeln | 4 EL Kokoschips
Für die Sauce: 2 EL mittelscharfer Senf (oder Dijon-Senf) | 2 EL Rotweinessig | 2 EL Honig (oder Agavendicksaft) | Salz | Pfeffer | 100 ml Rapsöl oder Sonnenblumenöl

Für 4 Personen | 20 Min. Zubereitung

1 Spinat und Blaubeeren waschen, dabei beides verlesen. Spinat trocken schleudern, Blaubeeren abtropfen lassen. Kartoffeln in Salzwasser gar kochen, abgießen, pellen und in dicke Scheiben schneiden.
2 Kokoschips sind manchmal schon geröstet, falls nicht: Einfach in einer Pfanne oder unter dem Backofengrill hellbraun rösten, dabei ab und zu umrühren.
3 Für die Sauce Senf, Essig und Honig verrühren, mit Salz und Pfeffer kräftig würzen. Öl nach und nach unterschlagen, am besten mit einem Pürierstab. Abschmecken, mit Spinat, Kartoffeln und Beeren mischen, anrichten und mit Kokoschips bestreut servieren.

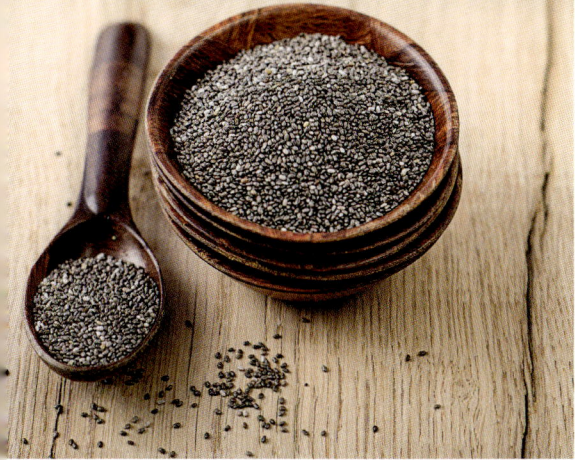

Topbegleiter: Chiasamen haben wenig Eigengeschmack und lassen sich gut untermischen.

Chiasamen

Die kleinen schwarzen Samen sind echte
Kraftpakete. Das ist in ihrer Heimat Mexiko
seit Jahrhunderten bekannt. Schon für Azte-
ken und Mayas waren die Samen dieser
Wüstenpflanze, einer Salbeiart, eine wichtige
Nahrungsquelle. *Chia* ist das Maya-Wort für
Kraft, Stärke. Und genau deshalb wurden die
Samen schon damals gegessen – um Kraft,
Ausdauer und Energie zu erhöhen. Zwei
Esslöffel Chiasamen in Wasser eingeweicht
stärkten einen aztekischen Krieger einen
ganzen Tag lang, heißt es. Auch heute ver-
leiht Chia Kraft, sättigt lange und versorgt
gleichzeitig mit den wichtigsten Nährstoffen.

Sattmacher und Energiespender

Der extrem hohe Proteingehalt der Power-
samen übersteigt den anderer Samen und
Getreidesorten. Außerdem stecken in den
Samen mehr Kalzium als in Milch, jede
Menge Eisen und viele Antioxidanzien.

INFO

EMPFOHLENE HÖCHSTMENGE

Chia gilt als sogenanntes Novel Food.
Unter diesen Begriff fallen Lebensmittel,
die vor dem 15. Mai 1997 in Europa noch
nicht für den menschlichen Verzehr vor-
gesehen waren. Bis vor wenigen Jahren
waren auch Chiasamen bei uns unbe-
kannt, erst seit einiger Zeit werden sie
überhaupt importiert. Deshalb hat die
Europäische Behörde für Lebensmittel-
sicherheit (EFSA) die empfohlene
Höchstmenge auf 15 Gramm pro Tag
festgelegt. Begründung: Man könne
noch nicht wissen, wie sich der häufige
Verzehr größerer Mengen Chiasamen
auswirke. Auch das Allergiepotenzial
sei noch nicht einzuschätzen. Zum Vergleich: In den USA darf man knapp
50 Gramm Chiasamen täglich essen
und in den Herkunftsländern gibt es
gar keine Beschränkung.

Chia hat noch bessere antioxidative Eigenschaften als zum Beispiel Heidelbeeren und trägt deshalb aktiv dazu bei, die Zellen vor äußeren Einflüssen zu schützen.

Berühmt sind die kleinen Samen aber vor allem, weil sie alle wichtigen Omega-3- und Omega-6-Fettsäuren enthalten. Nicht nur an gesunden Fetten, auch an Ballaststoffen ist Chia unglaublich reich – enthalten sind etwa 10 Gramm in 30 Gramm Samen.

Und noch ein Plus: Da die ballaststoffreichen Samen in Wasser so schön aufquellen, machen sie satt und spülen unerwünschte Bakterien aus dem Darm. Das hilft auch beim Abnehmen. Zudem soll Chia die Umwandlung von Kohlenhydraten in Zucker verlangsamen, was unsere Energie über einen längeren Zeitraum aufrechterhält. Das schätzen auch Sportler sehr.

Wie Sie Chiasamen verwenden

Es gibt weiße und schwarze Samen, sie unterscheiden sich in ihrem Nährstoffgehalt nicht. Die Samen ähneln Leinsamen, sind aber deutlich länger haltbar und deshalb perfekt für die Vorratshaltung. Chiasamen können Sie problemlos vier bis fünf Jahre aufbewahren, ohne dass sie Nährstoffgehalt, Geschmack oder Geruch verlieren.

Die Samen haben wenig Eigengeschmack und sind daher wahre Allrounder in der Küche – sie lassen sich prima mit anderen Lebensmitteln kombinieren. Roh können Sie sie über Salate oder ins Müsli streuen.

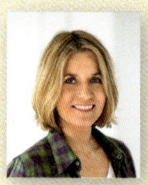
CHIA-GEL

Verbreitet ist die Anwendung als Gel. Verrühren Sie ⅓ Tasse Chiasamen mit zwei Tassen Flüssigkeit (Wasser, Soja- oder Mandelmilch) und stellen Sie das Ganze in einem verschließbaren Gefäß kalt. Die Samen quellen auf und bilden eine gelartige Masse, die in viele Gerichte und Getränke passt. Das Gel hält gekühlt etwa eine Woche. Chia-Gel können Sie auch statt Gelatine oder als Ersatz für Eiklar einsetzen. Einfach pro Ei das Gel von einem Esslöffel Chiasamen und drei Esslöffel Wasser verwenden.

Schmeckt auch Kindern

ZUCCHINI-GRÜNKERN-BÄLLCHEN MIT CHIA-SALSA

150 g geschroteter Grünkern | 200 g Zucchini |
2 Knoblauchzehen | 1 Zwiebel | 1 Bund Petersi-
lie | 3 EL Olivenöl | Salz | Pfeffer | Muskat |
60 g gemahlene Chiasamen
Für die Chia-Salsa: 3 Stängel Bleichsellerie |
200 g festere Aprikosen (oder reife Birnen) |
1 Lauchzwiebel | 2 EL Aprikosenmarmelade |
1 EL Zitronensaft | 1 EL Chiasamen | 1 TL rosa
Pfefferbeeren | Salz

Für 4 Personen | 20 Min. Zubereitung |
ca. 30 Min. Ruhezeit | ca. 30 Min. Garzeit

1 Grünkern mit 350 ml Wasser oder Gemüsebrühe in einem kleinen Topf aufkochen lassen,
mit Deckel auf kleinster Hitze 20 Minuten köcheln. Vom Herd nehmen und abkühlen lassen.
2 Während der Grünkernschrot kocht, die restlichen Zutaten vorbereiten: Zucchini waschen,
raspeln und salzen, in einer Schüssel ziehen lassen. Knoblauch und Zwiebel abziehen und halbieren, den Knoblauch fein hacken, die Zwiebel
fein würfeln. Petersilie waschen, trocken schütteln und zupfen. Die Blättchen hacken.
3 Knoblauch und Zwiebel mit 1 EL Olivenöl
3 Minuten dünsten, mit Salz, Pfeffer und Muskat
kräftig würzen, ab und zu umrühren. Den Topf
vom Herd nehmen, die Petersilie unter die heißen Zwiebeln rühren.

4 Zucchini in einem Küchentuch fest ausdrücken. Mit Grünkern, Zwiebelmischung und
Chiasamen vermengen und abschmecken (wer
will, kann zusätzlich 2 bis 3 EL geriebenen Käse
untermischen). Dann 30 Minuten quellen lassen.
5 Inzwischen für die Salsa den Bleichsellerie
und die Aprikosen putzen und klein würfeln. Die
Lauchzwiebel putzen und in Ringe schneiden.
Aprikosenmarmelade, Zitronensaft, Chiasamen
und rosa Pfefferbeeren mit den restlichen Zutaten verrühren. Mit Salz abschmecken und gut
durchziehen lassen.
6 Die Grünkernmasse durchkneten und mit
einem kleinen Eisportionierer oder mit nassen
Händen Bällchen formen, von allen Seiten insgesamt circa 6 Minuten braten.
7 Die Chia-Sellerie-Aprikosen-Salsa noch einmal umrühren und zu den warmen Grünkernbällchen servieren.

WAS DAZU PASST

Die Grünkernbällchen passen auch ganz
klassisch mit Senf oder Ketchup zu Salat
oder Kartoffelsalat. Mit Vollkornbrötchen
oder -brot, Tomate, Gurke, roten Zwiebelrin-
gen, Salatblatt und Salsa werden sie zu einem saftigen Burger. Am besten schmeckt
das Ganze natürlich mit selbst gebackenem
Brot. Ich backe mein eigenes Vollkornbrot
immer mit etwa fünf Prozent Chiasamen im
Teig, das ist gesund und macht die Brote
wunderbar saftig.

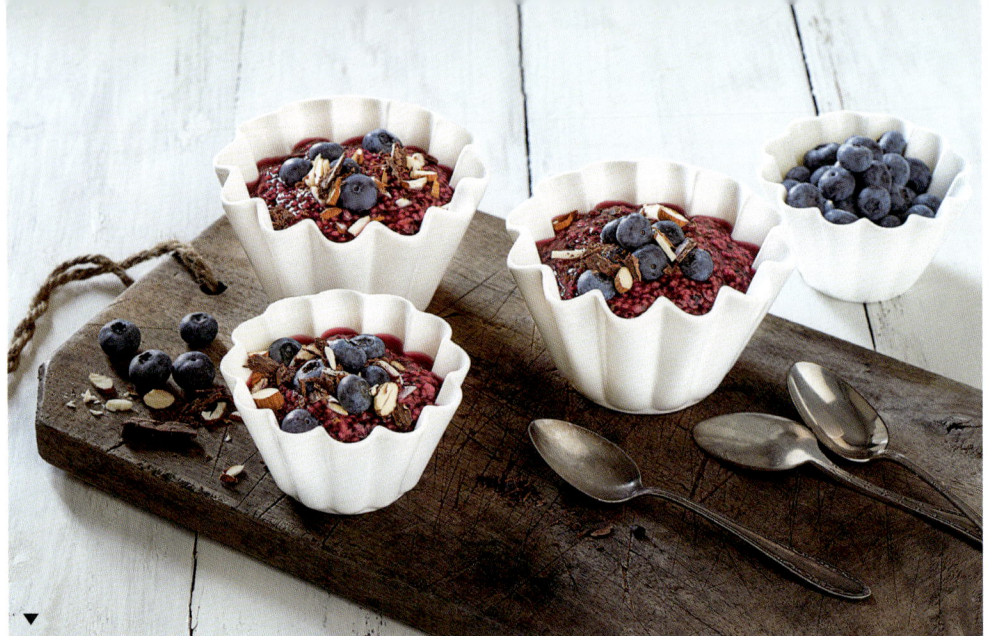

Fruchtiges Powerdessert

LILA GRÜTZE MIT CHIA, BLAUBEEREN UND SCHOCKI

4 EL Chiassamen (für Varianten mit Himbeeren oder anderen hellen Früchten eventuell weiße Chiasamen nehmen, so bleibt die Farbe der Früchte schöner erhalten) | 300 ml Mandelmilch | 1 Prise Lebkuchengewürz (oder Zimt) | 350 g Blaubeeren (oder andere Beeren wie Brombeeren) | 4 EL Honig (oder Agavensirup) | 8 Mandelkerne | 30 g Rohkostschokolade

Für 4 bis 6 Personen | 5 Min. Zubereitung | 30 Min. Quellzeit | 30 Min. Ruhezeit

1 Chiasamen mit Mandelmilch und Lebkuchengewürz verrühren, 30 Minuten quellen lassen. 200 g Blaubeeren grob pürieren, mit Honig und den restlichen ganzen Blaubeeren unter die Chia-Mischung rühren, in 4 größere oder 6 kleinere Schälchen oder Gläser verteilen und weitere 30 Minuten ruhen lassen.
2 Mandelkerne hacken, Rohkostschokolade reiben oder mit einem Messer Späne abschaben. Chia-Pudding mit gehackten Mandeln und Schokolade bestreuen.

GUT VORZUBEREITEN

Sie können die Ruhezeit problemlos verlängern. So lässt sich der Chia-Pudding auch für Gäste gut vorbereiten.

Erdmandel

Sie heißen Tigernüsse, Chufanüsse oder Erdmandeln. Dabei sind sie eigentlich gar keine Nüsse. Die kleinen Knollen wachsen als unterirdische Früchte an den Wurzelausläufern des Erdmandelgrases. Diese Pflanze aus der Gattung der Zyperngräser wurde schon im alten Ägypten kultiviert. Vom afrikanischen Kontinent gelangte sie schließlich nach Spanien. Dort baut man sie auch heute noch an, vor allem in Valencia und Umgebung. *Chufa* ist der spanische Name für Erdmandel. Das Tolle an Erdmandeln ist ihr nussiger, süßer Geschmack. Aber sie haben noch viel mehr Spannendes zu bieten.

Gut für die Nerven

Tigernüsse sind echte Sattmacher und helfen beim Abnehmen, denn sie stecken voller Ballaststoffe. Die bringen die Verdauung auf Trab und schützen die Darmflora. Zudem weisen die Wunderknöllchen eine besonders wertvolle Kombination sekundärer Pflanzenstoffe auf, die so in unserer Nahrung eher selten vorkommt. Mineralstoffe wie Kalium, Kalzium und Magnesium, Eisen, die seltenen Vitamine Biotin und Rutin, ungesättigte Fettsäuren – ein ganzes Paket wertvoller Stoffe schützt vor freien Radikalen, stärkt das Immunsystem und die Nerven bei Stress. Außerdem enthalten Erdmandeln leicht verdauliches pflanzliches Eiweiß – besonders erfreulich für Vegetarier. Erdmandeln sind gluten- und laktosefrei, wirken basisch und senken den Blutzuckerspiegel. Etwa 30 Gramm täglich sollen ausreichen, um den Körper mit den wichtigsten Nährstoffen zu versorgen.

Wie Sie Erdmandeln verwenden

Die kleinen Knollen sind enorm vielseitig: Sie können sie im Bioladen oder Reformhaus ganz, als Chips oder gemahlen kaufen. Die ganzen Chufas eignen sich pur oder geröstet zum Knabbern zwischendurch. Zwei bis drei Esslöffel gemahlene Erdmandeln schmecken im Müsli, im Salat oder in Obstspeisen. Beim Kuchenbacken kann Erdmandelmehl gemahlene Nüsse ersetzen – super für Nussallergiker. Nach dem Öffnen der Packung die Tigernüsse trocken, kühl und dunkel aufbewahren. So bleiben sie mehrere Monate frisch. Ich mahle mir auch gerne ganze Erdmandeln selbst – frisch gemahlen schmeckt das Mehl noch besser und die Inhaltsstoffe sind noch vollständig vorhanden. Eher selten gibt es Erdmandelöl bei uns zu kaufen. Sein nussiges Aroma gibt Salaten, Dips und Saucen den letzten Schliff, es lässt sich aber auch gut erhitzen.

Kleines Tief? Erdmandeln sind ein idealer Kraftspender für zwischendurch.

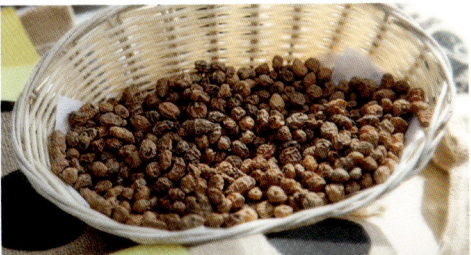

Schmeckt nach Urlaub

HORCHATA DE CHUFA

125 g ganze Chufas | Zimt | Zitronenschale | 150 ml eisgekühltes Wasser | 1 bis 2 TL Agaven- oder Ahornsirup

Für 4 kleine Gläser | 5 Min. Zubereitung | 12 Std. Quellzeit | 2 bis 3 Std. Ruhezeit

1 Die Chufas waschen und eine Nacht lang in Wasser einweichen. Am nächsten Tag im Mixer mit 250 ml Wasser zu einem halbflüssigen Brei verarbeiten.

2 Zimt und Zitronenschale nach Geschmack zugeben, das Ganze im Kühlschrank 2 bis 3 Stunden ziehen lassen.

3 Die Masse durch ein Baumwolltuch seien und ausdrücken, bis keine Flüssigkeit mehr vorhanden ist. Circa 150 ml eisgekühltes Wasser oder Eiswürfel zugeben, nach Belieben mit Agaven- oder Ahornsirup süßen. Zum Schluss mit dem Pürierstab schaumig aufmixen.

KLASSIKER AUS SPANIEN

Horchata de Chufa ist besonders in der Region Valencia beliebt. Dort wird es in den sogenannten Horchaterias täglich frisch zubereitet. Das Rezept hier ist eine leicht modernisierte, weniger süße Variante des spanischen Erfrischungsgetränks.

Gutes Nervenfutter

ERDMANDEL-SCHOKO-MUFFINS

75 g Haselnüsse | 75 g Zartbitterschokolade | 125 g Dinkelvollkornmehl | 70 g Erdmandelmehl | 30 g Kakaopulver | 10 g (2 TL) Backpulver | 85 g Rohrohrzucker | 1 Pckg. Vanillezucker | 100 ml Sojamilch | 75 g Sojajoghurt | 75 ml neutrales Öl (z. B. Sonnenblumenöl)

Für 12 Muffins | 20 Min. Zubereitung | 25 Min. Backzeit

1 Ofen auf 200 Grad vorheizen (Umluft auf 180 Grad). Haselnüsse auf einem Blech im Ofen 10 Minuten rösten. Nüsse aus dem Ofen nehmen, kurz abkühlen lassen und mit einem Küchentuch die Häute abreiben (ersatzweise können Sie auch gleich geröstete Nüsse kaufen). Ofentemperatur um 20 Grad verringern. Haselnüsse und Schokolade grob hacken.

2 Mehl, Erdmandelmehl, Kakaopulver, Backpulver, Zucker und Vanillezucker in einer Rührschüssel mischen. Sojamilch, Sojajoghurt und Öl kurz unterrühren. Zwei Drittel der Haselnüsse und die gehackte Schokolade dazugeben.

3 Eine Muffinform fetten, den Teig darin verteilen, mit restlichen Haselnüssen bestreuen. Im Ofen auf der zweituntersten Schiene 20 bis 22 Minuten backen.

Getreidegras

Ob Weizengras, Gerstengras, Dinkelgras
oder Kamut – die jungen Triebe dieser Getreidesorten bersten geradezu vor Nährstoffen. Das Zauberwort heißt Chlorophyll
▸ **siehe Seite 19**. Der grüne Pflanzenfarbstoff
liefert uns Lebenskraft pur. Zusammen mit
blaugrünen Algen und Wildkräutern gehören Getreidegräser zu den chlorophyllreichs-
ten Pflanzen überhaupt. Zu Saft gepresst
entfalten sie für uns ihre beste Wirkung.

Energie für die Zellen

Getreidegrassäfte bestehen zu 70 Prozent aus
Chlorophyll. Der grüne Kraftstoff pusht den
Sauerstoffgehalt in unserem Blut und hilft
den Körperzellen, Nährstoffe besser aufzunehmen. Chlorophyll wirkt reinigend, antibakteriell und belebend. In Getreidegras-
säften wird der Vitalstoff zudem tatkräftig
unterstützt von vielen wichtigen Enzymen.
Sie sorgen für den reibungslosen Ablauf aller
Stoffwechselvorgänge und dafür, dass Vitamine und Mineralstoffe bestens verwertet
werden können. Denn auch davon gibt es
reichlich: Getreidegras stellt in puncto Nährstoffe viele andere gesunde Nahrungsmittel
in den Schatten. So steckt in 100 Gramm
Weizengras viel mehr Vitamin C als in der
gleichen Menge Orangen und sogar 70 Mal
mehr Vitamin B1 als in Kuhmilch. Besonders die ebenfalls enthaltenen Vitamine B15
und B17 gelten in der Alternativmedizin als
starke Krebshemmer. Allgemein wirkt Saft
aus Getreidegräsern stark basisch auf den
Organismus und stärkt das Immunsystem.

Wie Sie Getreidegras verwenden

Am frischesten und preiswertesten ist natürlich selbst gezogenes Getreidegras ▸ **siehe
Seite 50**. Doch Sie können frisch geschnitte-
nes Gras auch bestellen, es wird per Post
verschickt. Oder Sie fragen bei einer Gärtne-
rei in der Nähe nach, ob dort Getreidegras
für Sie angebaut werden kann. Manchmal
gibt es frisches Weizengras auch schon auf
Märkten oder im Bioladen.
Zum Entsaften brauchen Sie einen speziellen Entsafter, die üblichen Saftpressen kommen mit den langen, zähen Fasern meist
nicht zurecht. Getreidegras können Sie gut

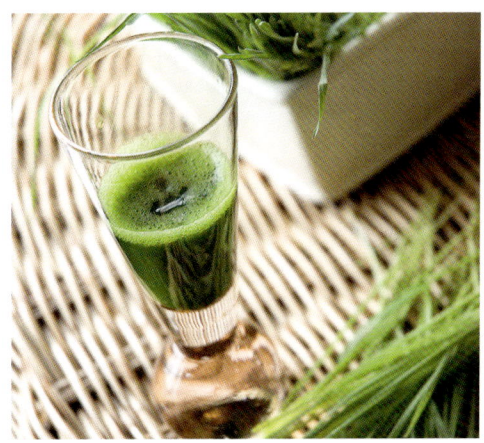

Grüner geht's nicht: Im Getreidegrassaft steckt
geballtes Chlorophyll.

49

manuell über eine Handkurbel entsaften. Bei einem elektrischen Entsafter sorgt eine lange Presswalze dafür, dass viel Saft aus den Fasern gepresst wird.

MIT APFELSAFT SCHMECKT'S BESSER

Trinken Sie morgens ein Schnapsglas voll Grassaft pur auf nüchternen Magen – dann bringt er am meisten. Der leicht süße, grasige Geschmack speziell von frisch gepresstem Gras ist allerdings für viele gewöhnungsbedürftig. Wer den Saft pur nicht trinken mag, kann ihn mit etwas Apfelsaft mischen. Frisch gepresster Getreidesaft oxidiert schnell, also spätestens 20 Minuten nach der Zubereitung zu sich nehmen. Weil der Grassaft eine stark entgiftende Wirkung hat, starten Sie am besten erst mal nur mit kleinen Mengen.

TIPP

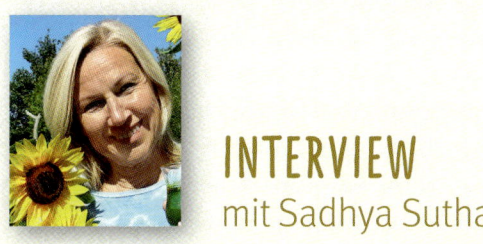

INTERVIEW
mit Sadhya Suthau

Sadhya Suthau ist Ernährungsberaterin und Getreidegras-Expertin. Sie bietet Fastenseminare mit frisch gepresstem Dinkelgrassaft an.

Warum bieten Sie Getreidegrassaft-Kuren an?

Nach einer Brustkrebsoperation war ich auf der Suche nach einer Alternative zu Chemotherapie und Bestrahlung. Ich erinnerte mich an ein Institut in Kalifornien, wo ich einige Jahre gelebt hatte. Dort wird eine Weizengrassaft-Fastenkur nach der Rohkostpionierin Ann Wigmore angeboten. Ich entschloss mich zu einer mehrwöchigen Kur mit vollem Programm: Darmreinigung, frische Grassäfte, Lymphgymnastik und so weiter. Das hat mir sehr bei der Heilung meiner Krankheit geholfen. Zu Hause habe ich mir weiterhin frische Getreidesäfte gepresst. Heute bin ich beschwerdefrei. Diese Erfahrung möchte ich weitergeben.

An wen richtet sich Ihr Angebot?

An alle, die auch vorbeugend etwas für ihre Gesundheit tun möchten, die kleinere oder chronische Beschwerden haben, die fitter werden oder abnehmen möchten.

Und was können die Teilnehmer Ihrer Kurse erwarten?

Schwere Krankheiten lassen sich natürlich nicht in einer Woche heilen und gehören auch immer in die Hände eines Arztes. Aber vielleicht bekommt der Körper in diesen Tagen einen Impuls, und wenn die betroffene Person zu Hause weitermacht, besteht nach meiner persönlichen Erfahrung schon die Möglichkeit, auch eine schwere Krankheit einzudämmen.

Wie hilft Getreidegrassaft beim Heilfasten?

Bei jedem Fasten ist eine gründliche Darmreinigung wichtig. Dabei kann Getreidegrassaft enorm helfen. Der Saft reinigt das Blut und entgiftet den Darm, die Leber und die Nieren. Zudem flutet er den Körper geradezu mit Sauerstoff und Vitalstoffen. So wird auch das Immunsystem stark. Und ein starkes Immunsystem ist der beste Schutz gegen Krankheiten.

Worauf muss ich achten, wenn ich Getreidegrassaft zu Hause trinken will?

Ich plädiere für frisch und schonend gepressten Saft, nur da sind noch alle Enzyme vollständig drin. Und die regen unseren Stoffwechsel stark an. Außerdem wichtig: den Saft auf nüchternen Magen und pur trinken. So können unsere Zellen die ganzen Nährstoffe am wirkungsvollsten aufnehmen. Auf keinen Fall sollte man den Saft mit Zitrusfrüchten oder deren Saft mischen, denn das zerstört einige der wichtigen Enzyme. Ich empfehle auch, am späten Nachmittag keinen frischen Getreidegrassaft mehr zu trinken – er kann sehr anregend wirken.

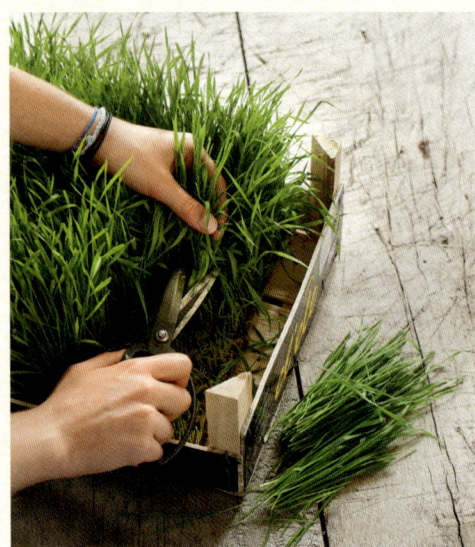

Frisch und günstig: Getreidegras am besten erst direkt vor dem Entsaften ernten.

Können Menschen mit Glutenunverträglichkeit Getreidesaft trinken?

Wenn es sich um frisch gepressten Saft handelt, gibt es damit kein Problem. Denn das Gluten befindet sich nur in den Getreidesamen. Wenn man also die Grashalme sauber abschneidet und keine Samen dabei sind, ist das völlig in Ordnung. Anders sieht es bei gekauftem Getreidegraspulver aus. Dabei kann eine Kontaminierung während des Produktionsprozesses nie vollständig ausgeschlossen werden.

Wie unterscheiden sich die verschiedenen Getreidearten?

Die Wirkung der verschiedenen Arten ist generell ähnlich. Weizengras schmeckt nicht ganz so bitter wie Gerstengras, hat aber den Nachteil, dass es beim Selbstanbauen leicht schimmelt. Gerstengras hat eine anregendere Wirkung als Weizengras, ist allerdings beim Anbau nicht so ergiebig. Kamut ist ja eine Ursaat, die ich selbst noch nicht angebaut habe – es ist schwierig, das Saatgut überhaupt irgendwo zu bekommen. Kamutpulver jedenfalls schmeckt milder als die anderen Graspulver. Ich selbst mag Dinkelgras am liebsten. Es ist ursprünglicher als Weizen, schmeckt meiner Meinung nach besser und weist noch mehr Vitamin B17 auf. Und: DInkelgras lässt sich besonders gut selbst kultivieren.

Gojibeere

Wären die Superfoods Models, dann wäre die leuchtend orangerote Gojibeere eines der hochbezahlten Topmodels – allein schon wegen der großen Medienaufmerksamkeit, die die kleine Beere erfährt. Sie gehört mit Acaibeere und Chiasamen zu der Handvoll exotischer Nahrungsmittel, die den Begriff Superfoods inspiriert haben und den Trend für viele Menschen symbolisieren. Trend hin oder her: Die auch Wolfsbeere genannte Frucht ist in ihrer Heimat China schon seit mehr als 2000 Jahren als gesundes Multitalent bekannt. Sie ist fester Bestandteil der Traditionellen Chinesischen Medizin, in der sie gegen zahlreiche Krankheiten und zum Erhalt der Vitalität eingesetzt wird. In Tibet hat man für die kleine Wunderfrucht des Bocksdornstrauchs einen ganz besonderen Namen: Glücksbeere.

Gute Augen, gute Stimmung, langes Leben

Das Geheimnis der Glücksbeere: eine Gruppe ganz bestimmter Zuckerketten und Aminosäuren, die sogenannten LBP-Komplexe, die in keiner anderen Pflanze vorkommen. Sie stimulieren auf hochwirksame Weise das Immunsystem, wirken entzündungshemmend und gegen oxidativen Stress – sind also auch Anti-Aging-Geheimwaffen.

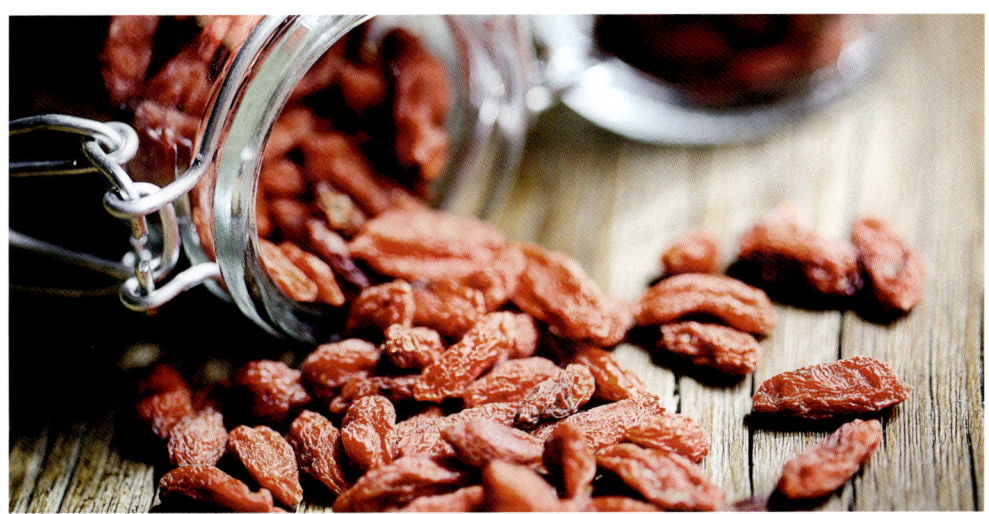

Als Wunderfrucht in aller Munde: Die Gojibeere hat die westliche Welt im Sturm erobert. Sie soll nicht nur gesund, sondern auch glücklich machen.

Zusätzlich glänzt die Superbeere mit extra-viel Vitamin C und E, verschiedenen Carotinoiden und Eisen. Experten halten das Nährstoffpaket der Gojibeere für ziemlich einzigartig. Entsprechend lang ist die Liste der ihr zugesprochenen positiven Wirkungen. Auszug gefällig?

Die Glücksbeere

- senkt den Blutdruck,
- stärkt die Sehkraft,
- verbessert den Schlaf,
- unterstützt Nieren, Leber und Verdauung,
- hilft beim Abnehmen und Entgiften,
- steigert Libido, Vitalität und Energie,
- verschönert die Haut
- und soll sogar bei der Krebsabwehr helfen.

Wie die Macawurzel ist die Gojibeere ein Adaptogen. Das bedeutet, sie hilft dem Körper, sich an körperliche oder psychische Belastungen anzupassen ▸ siehe Seite 88. Das ist gerade für Sportler interessant: Die bioaktiven Inhaltsstoffe der Beere lassen Muskeln nach sportlicher Aktivität schneller regenerieren und erhöhen generell Muskelkraft und Ausdauer.

Wie Sie Gojibeeren verwenden

Die kleinen Powerbeeren gibt es als Saft oder getrocknete Früchte. Letztere bevorzuge ich, denn in ihnen stecken noch alle Ballaststoffe. Bei Gojibeeren ist es besonders wichtig, auf Bioqualität und die genaue Herkunft zu achten. Bei konventionell angebauten Früchten vor allem aus China wurde immer wieder eine starke Pestizidbelastung festgestellt. Die beste Qualität soll aus der Himalayaregion Tibets stammen, die auch als Wiege der Gojibeeren gilt. Die Beeren wachsen dort wild und werden von Hand verlesen. Zwar haben sie keine Biozertifizierung, aber eigentlich entsprechen sie doch den Anforderungen des biologischen Anbaus. Die leicht süßen Beeren können Sie auch so knabbern oder Ihr Müsli damit aufwerten.

WICHTIG

MENGE BEACHTEN

Wie bei vielen hochwirksamen Superfoods gilt auch bei der Gojibeere: nicht übertreiben! Die Früchte gelten in China nicht zufällig als Medizin. Sie können Hormonhaushalt und Stoffwechsel beeinflussen.

Essen Sie täglich nicht mehr als einen Esslöffel getrocknete Beeren und machen Sie zwischendurch auch mal einige Wochen Pause und nehmen Sie stattdessen andere Superfoods zu sich. Wie generell beim Thema gesunde Ernährung lautet auch bei Superfoods der Rat: Abwechslung auf den Speiseplan bringen. Nur so stellen Sie sicher, dass Ihr Körper wirklich alles bekommt, was er braucht.

Perfekter Begleiter für Pasta

ROTES GOJI-TOMATEN-PESTO

3 EL Gojibeeren | 50 g getrocknete Tomaten | 2 EL Pinienkerne | 1 Rosmarinzweig | 1 kleine Knoblauchzehe | Salz | Pfeffer

Für ca. 300 ml Pesto | 10 Min. Zubereitung | ca. 12 Std. Quellzeit

1 Gojibeeren in 125 ml Wasser einweichen. Getrocknete Tomaten in einem zweiten Gefäß ebenfalls in 125 ml Wasser einweichen. Einige Stunden quellen lassen, am besten über Nacht. Pinienkerne für ein rohes Pesto einfach roh verwenden oder in einer Pfanne ohne Fett hellbraun rösten und dann auf einem Teller abkühlen lassen. Rosmarinnadeln vom Zweig streifen und kleinhacken. Knoblauchzehe schälen und grob zerkleinern.
2 Gojibeeren abgießen, das Wasser auffangen. Pinienkerne, getrocknete Tomaten, Einweichwasser von Tomaten und Gojibeeren, Knoblauch und Rosmarin in einem Blender oder einem Blitzhacker fein mixen. Ganze Gojibeeren unterrühren, mit Salz und Pfeffer abschmecken. Pesto in ein Glas füllen, glatt streichen und im Kühlschrank aufbewahren.

WAS DAZU PASST

Das Pesto eignet sich sehr gut als Dip für rohes sowie kurz gekochtes oder gegrilltes Gemüse, aber auch ganz klassisch für Pasta:

Für 4 Personen 400 g Linguine oder Spaghetti nach Packungsanweisung kochen. Eine Schöpfkelle – etwa 100 ml – Nudelwasser abnehmen und mit 400 g gekochten weißen Bohnen in einem Topf erhitzen. Zwei große Tomaten würfeln und dazugeben. Die Nudeln abgießen, mit Pesto und Bohnen mischen. Als Topping mit ein paar Basilikumblättchen, geriebenem Parmesan oder – wie in Süditalien – mit Röstbrösel bestreuen. Dafür Brotbrösel in Olivenöl goldbraun rösten, leicht salzen und eventuell mit einem Hauch Knoblauch abschmecken.

Beeriger Energiekick

SUPERBERRY-SALAT MIT GOJI-KOKOS-TOPPING

1 EL getrocknete Gojibeeren | 3 EL Kokosraspel | 600 g gemischte frische Beeren | 3 bis 4 Stängel Zitronenmelisse (oder Minze) | 2 EL Rohrohrzucker (oder Agavensirup) | 2 cl Orangenlikör (nach Belieben) | 4 EL Sojajoghurt oder Joghurt

Für 4 Personen | 10 Min. Zubereitung

1 Gojibeeren und Kokosraspel in einer Kaffeemühle mit Schlagmesser oder einem kleinen Mixer mit Mahlwerk pulverisieren.
2 Beeren waschen und in einem Sieb gut abtropfen lassen. Große Beeren eventuell halbieren. Etwa ein Drittel der Beeren pürieren und

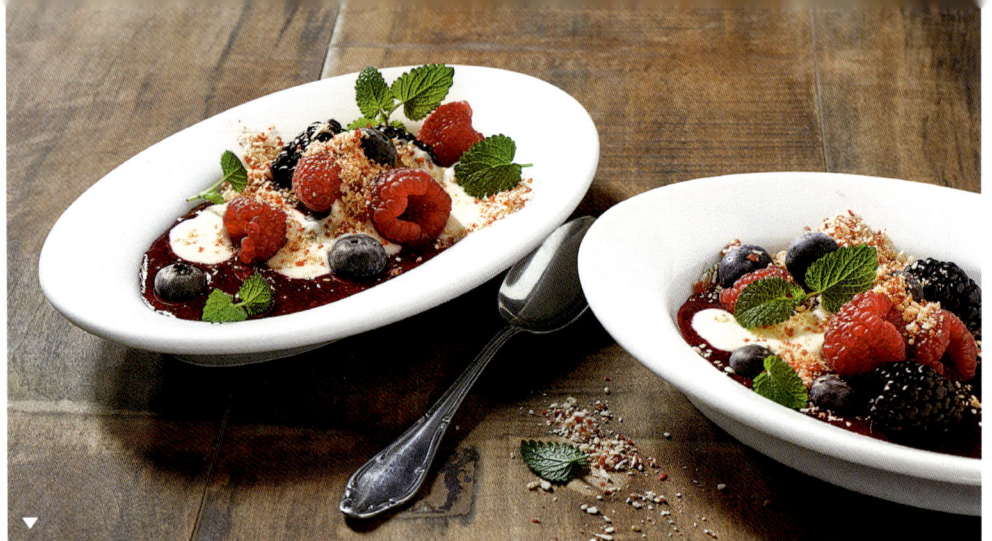

nach Belieben durch ein Sieb streichen, um die Kerne zu entfernen.

3 Zitronenmelisse zupfen und hacken, mit Beerenpüree, Zucker und Orangenlikör verrühren und in flache Schälchen geben. Die restlichen Beeren auf dem Püree verteilen, mit Sojajoghurt oder Joghurt garnieren und mit Kokos-Goji-Topping bestreut servieren.

KOKOSRASPEL MIT MATCHATEE UND FRISCHER MANGO

Milde Kokosraspel eignen sich auch als Partner für andere aromaintensive Superfoods. Probieren Sie zum Beispiel die Mischung von 1 Teelöffel grünem Matchatee mit 3 Esslöffel Kokosraspel. Ebenfalls in der Kaffeemühle oder im Mixer pulverisieren und über Desserts oder Früchte streuen. Sehr fein schmecken zum Beispiel größere Würfel von einer reifen Mango mariniert mit 1 Teelöffel Limettensaft, 1 bis 2 Teelöffel Kokosblütensirup oder einem anderen Süßmittel und ein paar Krümelchen Chilipulver. Die Mango einfach in Schälchen anrichten und mit Matcha-Kokosbröseln bestreuen.

TIPP

STATT ROSINEN

Wenn Sie Gojibeeren in Wasser einweichen, dann bekommen sie eine rosinenartige Konsistenz und können auch genau wie Rosinen eingesetzt werden, zum Beispiel

- in grünem Salat,
- als Topping auf Suppen,
- zur dekorativen Aufwertung eines Desserts,
- im Couscous-, Quinoa- oder Reisgericht.

Das Einweichwasser können Sie ruhig mitverwenden oder trinken.

Granatapfel

Seine rubinroten Samen erinnern an Edelsteine – und genauso wertvoll für unsere Gesundheit ist der Granatapfel auch. Die Frucht galt in der Antike als Symbol für Fruchtbarkeit, Schönheit und ewiges Leben. Seine Heimat hat *punica granatum* im Nahen Osten, er wird aber inzwischen in der ganzen Welt angebaut, auch rund ums Mittelmeer. Die Früchte wachsen an einem Baum, der fünf bis acht Meter hoch und mehrere Hundert Jahre alt werden kann.

Gut fürs Herz, schlecht für Krebszellen

Was den Granatapfel zum Superhelden macht, ist vor allem sein erstaunlich hoher Gehalt an Polyphenolen. Diese Pflanzenstoffe wirken antioxidativ, schützen unsere Zellen also vor aggressiven Sauerstoffradikalen. So stärken sie die körpereigenen Abwehrkräfte, senken chronische Entzündungen im Körper und verlangsamen generell den Alterungsprozess der Zellen. Laut Studien hemmt der extrem hohe Polyphenolgehalt im Granatapfel sogar das Wachstum bestimmter Krebszellen. Schon ein Glas Granatapfelsaft am Tag verbessert zudem die Durchblutung des Herzmuskels, senkt den Blutdruck und den Cholesterinspiegel. Außerdem steckt in der Frucht eine riesige Menge an Vitaminen und Mineralstoffen – allen voran Vitamin C, das gleichfalls ein großer Radikalfänger ist. Vitamin K unterstützt die Gesundheit der Knochen, Vitamin B5 pusht den Stoffwechsel und Kalium sorgt für einen geregelten Flüssigkeitsaustausch in den Zellen. Pflanzliche Hormone stimulieren zudem die Ausschüttung von Serotonin und Östrogen.

Wie Sie Granatapfel verwenden

Von September bis Februar haben Granatäpfel Saison, dann findet man sie auch bei uns im Supermarkt in der Obstabteilung. Ein schön reifer Granatapfel hat eine glatte, rotgelbe oder tiefrote Schale. Früchte mit stark ausgetrockneter und kantiger Schale sind schon überreif und die Kerne wahrscheinlich hart und trocken. Zu Hause halten sich Granatäpfel bei Raumtemperatur etwa eine Woche, im Kühlschrank bis zu einem Monat. Angebrochene Früchte sollten Sie im Kühlschrank aufbewahren.

Köstlich: Sie können Granatäpfel auch wie Zitrusfrüchte selbst zu frischem Saft pressen.

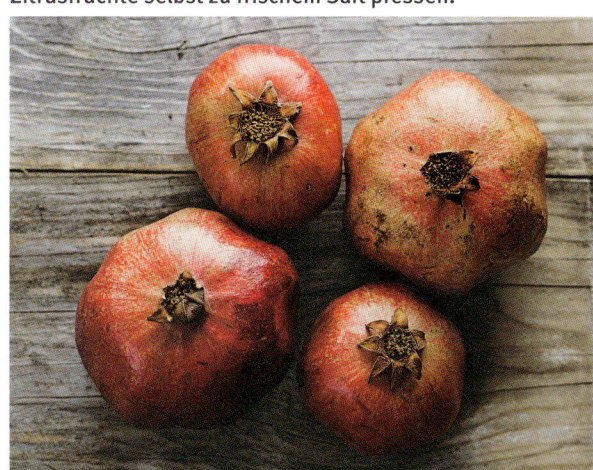

Gegessen werden nur die Granatapfelkerne, die Außenschale und die weißen Trennwände sind nicht gut genießbar, weil sie zu viel Gerbsäure enthalten. Allerdings stecken in der roten Schale ebenfalls Polyphenole – deshalb ist auch Granatapfelsaft zu empfehlen: Er wird aus der ganzen Frucht gepresst und hat die volle Antioxidanzienkraft. Weil diese Prozedur ziemlich aufwendig ist, ist der Saft nicht ganz billig. Oft wird er daher mit Wasser verdünnt angeboten. Achten Sie darauf, dass kein Zucker und andere Zusatzstoffe beigemengt sind. Saft können Sie pur trinken oder mit Smoothies und anderen frisch gepressten Säften mischen. Die Granatapfelkerne sind toll zum Knabbern zwischendurch, in Salaten, in herzhaften Reisgerichten oder einfach im Müsli. Auch als gesunder Blickfang auf Desserts oder Kuchen machen sie sich gut.

TIPP

GRANATAPFEL ÖFFNEN LEICHT GEMACHT

Es gibt verschiedene Methoden, die Kerne aus einem Granatapfel zu bekommen. Diese hier ist vielleicht nicht die eleganteste, aber wohl die schnellste und einfachste: Die Frucht mit einem scharfen Messer quer halbieren. Eine Hälfte mit der angeschnittenen Seite auf der Innenhand über eine möglichst breite Schüssel halten. Mit einem Kochlöffel kräftig auf die Schale klopfen, bis alle Kerne durch die Finger in die Schüssel gefallen sind. In der Schale verbliebene Kerne mit den Fingern lösen.

Wie Perlen purzeln die Kerne zwischen den Fingern durch. Mit der Kochlöffelmethode ist ein Granatapfel ruck, zuck ausgeräumt. Die Kerne werden nicht zerquetscht und Spaß macht es zudem.

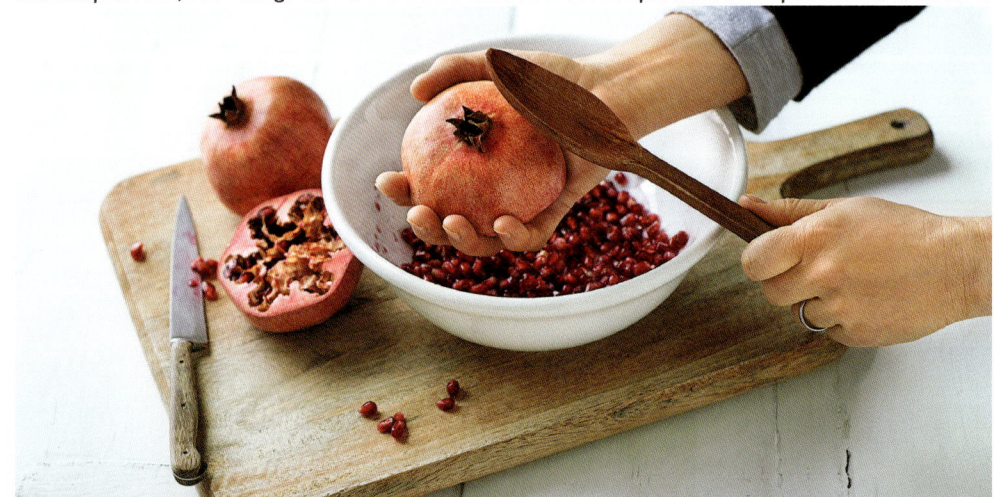

Rotes Nährstoffpaket

GRANATAPFEL-KRAUT-SALAT MIT MANGO UND NUSS

200 g Rotkohl | Salz | Pfeffer oder Cayenne-pfeffer | 1 Granatapfel | 1 kleine Mango (die darf ausnahmsweise auch etwas unreif sein) | 100 g Babymangold (oder junger Spinat oder Feldsalat) | 60 g Walnusskerne
Für das Dressing: 1 EL Zitronensaft | 1 Aga-ven- oder Ahornsirup | 2 TL scharfer Senf | 3 EL Sojasahne (heißt im Handel auch Soja cuisine o. ä.) | Salz | Pfeffer | 4 EL Walnussöl (oder Rapsöl)

Für 4 Personen | 20 Min. Zubereitung

1 Rotkohl in feine Streifen schneiden oder ho-beln, in einer Schüssel salzen, mit Pfeffer oder Cayennepfeffer würzen und leicht drücken. Gra-natapfel quer halbieren und die Kerne entfernen wie auf Seite 58 beschrieben. Sowohl Kraut als auch Granatapfel färben, deshalb Küchenhand-schuhe anziehen.

2 Mango schälen, das Fruchtfleisch vom Stein schneiden und würfeln. Mangold waschen, ver-lesen und trocken schleudern. Walnusskerne sehr grob hacken, in einer Pfanne rösten, bis die ersten Stellen sich dunkel färben. Leicht salzen und aus der Pfanne nehmen.

3 Dressing: Zitronensaft mit Sirup, Senf und So-jasahne in einen Mixbecher oder Messbecher geben, mit Salz und Pfeffer kräftig würzen. Das Öl in einem dünnen Strahl dazugießen und da-bei mit dem Pürierstab mixen, bis die Sauce dick und cremig wird. Rotkohl, Spinat und Mango mit dem Dressing mischen, mit Granatapfelkernen und Walnüssen bestreuen und servieren.

Schicht für Schicht gut fürs Herz

GRANATAPFEL-TRIFLE

1 Granatapfel | 300 g reife Pfirsiche oder Apri-kosen | 100 g Sojajoghurt oder Joghurt (mit Va-nille) | ½ Avocado | 100 g Schokokekse (oder Grawnola) | 4 EL Grenadinesirup

Für 4 Personen | 15 Min. Zubereitung

1 Granatapfel entkernen.

2 Pfirsiche oder Aprikosen waschen und ent-steinen, grob zerkleinern. Mit dem Joghurt cre-mig mixen. Das Fruchtfleisch der Avocado herauslöffeln, ebenfalls untermixen. Kekse grob zerbröseln, mit Granatapfelkernen und Frucht-püree in 4 Gläser schichten.

3 Mit Grenadinesirup beträufeln und servieren.

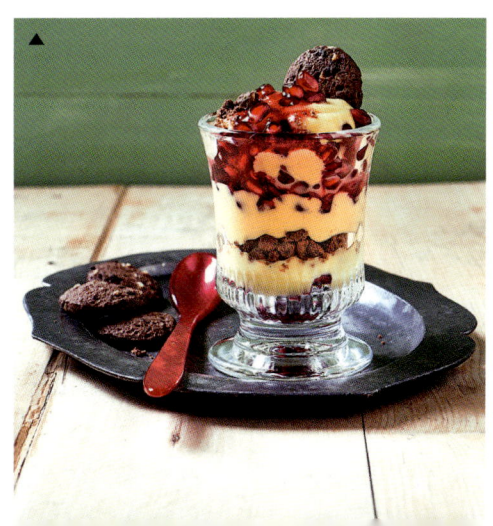

Grünes Gemüse

Essen Sie grün! Grünes Gemüse steckt voller Chlorophyll ▶ **siehe Seite 19** und das gibt uns ganz viel Kraft und Energie. Je dunkler das Grün, desto mehr Chlorophyll ist im Gemüse. Deshalb gehören grünes Blattgemüse und bestimmte Kohlsorten unbedingt zu den Superfoods. Noch dazu schmecken sie herrlich, sind preiswert, überall leicht zu haben und Hobbygärtner können sie auch prima selbst anbauen.

Brokkoli – der Stresskiller

Diese Vitalbombe sollte eigentlich vom Arzt verschrieben werden: Wer Brokkoli isst, regt

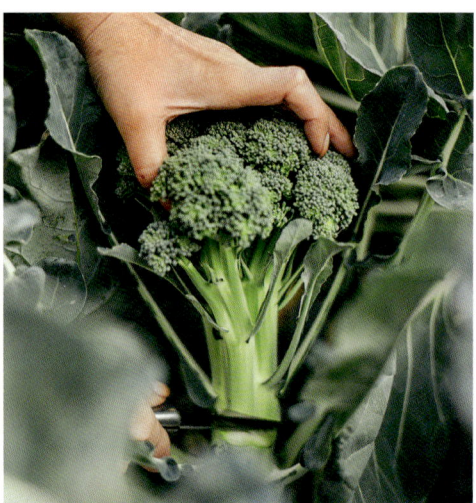

Frisch geerntet strotzen die kleinen Röschen des Brokkoli nur so vor Vitalstoffen.

innerhalb kurzer Zeit den Stoffwechsel aller Körperzellen an. Mit seinem speziellen Vitalstoffangebot ist er ein Topgemüse zur Krebsvorbeugung, durch seinen hohen Magnesiumgehalt wirkt er super gegen Stress und eine Menge Vitamin C macht ihn zum Erkältungskiller. Speziell für Vegetarier interessant: der hohe Gehalt an Eisen, B-Vitaminen, Kalzium und Folsäure.

PASST GUT ZU TOMATEN

Um alle Nährstoffe perfekt verwerten zu können, Brokkoli am besten mit biotinhaltigem Gemüse wie Tomaten, Avocados oder Spinat kombinieren. Und: Stiele vor dem Kochen dünn schälen und später mitessen, sie stecken voller abwehrstärkendem Selen. Dünsten Sie Brokkoli immer bissfest in wenig Wasser. Frische Brokkoliröschen schmecken auch roh in Salaten oder zum Dippen gut. Achten Sie beim Einkauf auf einen festen Strunk, er sollte nicht holzig, bräunlich oder gelblich sein. Brokkoli im wärmsten Fach des Kühlschranks lagern und möglichst schnell verbrauchen.

Brunnenkresse – die Nummer 1

Sie ist der neue Superstar der Grüngemüse: Brunnenkresse steht laut einer aktuellen US-Studie auf Platz 1 der gesündesten Gemüsesorten. Sie hat eine besonders hohe Nährstoffdichte und enthält überdurchschnittlich viele antioxidative Stoffe, die sich im Körper auf die Jagd nach freien Radikalen machen. Dazu gehören neben allen wichtigen Vitaminen, Eisen, Folsäure und Kalzium auch Senföle. Die sind wahre Gesundheitshelden, denn sie wirken antibiotisch, antibakteriell und entzündungshemmend. Außerdem fördern sie die Verdauung, regen den Stoffwechsel an und sollen sogar Krebszellen hemmen.

LEICHTE SENFNOTE

Echte Brunnenkresse oder auch Wasserkresse ist, wie der Name schon sagt, eine Wasserpflanze. Also ganz frisch verbrauchen oder nur wenige Tage in ein feuchtes Tuch gewickelt im Kühlschrank aufbewahren. Mit ihrem pfeffrigen, leicht scharfen Geschmack erinnert der Kreuzblütler an die verwandte Gartenkresse. Kresse immer roh essen, vorher nur kurz abspülen. Sie gibt Sandwiches, Suppen und Sommersalaten einen Vitaminschub, passt aber auch in Pestos, zu Pasta-

WICHTIG

NUR KURZ KOCHEN

Um die Immunwirkung von Kreuzblütlern zu verstärken, sollten Sie sie erstens am besten mixen oder hacken, zweitens nur knackig dünsten und nicht ganz weich kochen und drittens immer sehr gründlich kauen.

saucen, Fisch und generell zu Gerichten, die eine leichte Senfnote vertragen.

Grünkohl – der Vitaminreiche

Vom wenig glamourösen Winterkohl zum hippen Trendgemüse – Grünkohl hat eine erstaunliche Karriere gemacht. Bei uns war er lange Zeit nur im Norden Deutschlands verbreitet, bis er in den USA in Mode kam, wo es kaum ein Szenelokal oder eine Hollywood-Diät mehr ohne ihn gibt.

HOHER ORAC-WERT

Kein Wunder, Grünkohl ist nach Brunnenkresse das Gemüse mit dem höchsten ORAC-Wert ▸ siehe Seite 24. Unter anderem stecken im Grünkohl viel Vitamin A, alle B-Vitamine und extraviel Vitamin K, das für starke Knochen wichtig ist. Zudem enthält eine einzige Portion Grünkohl den empfohlenen Tagesbedarf an Vitamin C. Weil der Kraftprotz auch noch mit jeder Menge knochenstärkendem Kalzium aufwartet, ist er wohl die beste Pflanzenmedizin gegen Osteoporose überhaupt. Seine Bitterstoffe heizen den Fettstoffwechsel an, die Senföle wirken antibakteriell und antiviral.

ANTI-AGING-MITTEL

Den Ruf einer Anti-Aging-Wunderwaffe hat Grünkohl aber wohl seinem überdurchschnittlichen Gehalt an Quercetin zu verdanken. Dieser sekundäre Pflanzenstoff ist extrem antioxidativ. Außerdem macht er

Kreuzblütler wie Grünkohl, Brunnenkresse oder Brokkoli auch stark im Kampf gegen Viren und Bakterien.

GESUND DURCH DEN WINTER

Roher Grünkohl wertet Smoothies und Säfte auf. Aber Vorsicht: Wegen der scharfen Senföle nicht zu viel verwenden, höchstens die Blätter von ein bis zwei Stielen. Prima ist der rohe Kohl auch in Salaten, ein gesunder Snack sind gedörrte Grünkohlchips ▶ siehe Seite 63. Saison hat Grünkohl im Winter. Wählen Sie Exemplare mit kleinen Blättern, die schmecken milder. Wie die meisten grünen Gemüse am besten innerhalb von zwei Tagen verbrauchen. Bis dahin feucht eingewickelt im Kühlschrank lagern.

Spinat – der Kalorienarme

Auch Spinat gehört zu den Superhelden – zusammen mit seinem nahen Verwandten, dem Mangold. Das dunkelgrüne Blattgemüse hat eine enorm hohe Nährstoffdichte und steckt voller sekundärer Pflanzenstoffe, die gut fürs Herz und schlecht für Krebszellen sind. Ebenfalls als superstarke Kämpfer gegen Krebs und Tumore gelten die wertvollen Glycolipide, die auch in Grünkohl und Brokkoli vorkommen.

Spinat enthält außerdem reichlich der die Immunkraft steigernden Vitamine C und A, Magnesium, für die Blutbildung wichtige Folsäure und eine beachtliche Menge an Eiweiß bei gleichzeitig wenig Kalorien.

Und dann ist da natürlich noch die Sache mit dem Eisen: Das beliebte Blattgemüse hat zwar weniger als lange Zeit angenommen wurde (ein wissenschaftlicher Fehler), aber immer noch mehr als genug. Allerdings kann der Körper das Eisen aus gekochtem Spinat kaum aufnehmen. Ein Grund mehr, ihn roh zu essen.

SUPER FÜR GRÜNE SMOOTHIES

Genießen Sie Spinat als Salat, gemischt mit anderen Blattsalaten. Am besten schmecken junge Blätter, also Babyspinat. Der ist schön mild und eignet sich auch prima für den Einstieg ins Mixen grüner Smoothies. Gekocht ist Spinat nicht nur eine feine Gemüsebeilage, sondern passt auch super in Aufläufe, Suppen oder zu Pasta. Garen Sie ihn sanft, am besten nur blanchieren. Kaufen Sie Biospinat und achten Sie auf kräftiges Grün der Blätter. In ein feuchtes Tuch gewickelt hält sich Spinat im Kühlschrank etwa vier Tage. Eine Option ist Tiefkühlspinat, unbedingt auch in Bioqualität.

> »Essen Sie vorwiegend Pflanzen, vor allem deren Blätter.«
>
> MICHAEL POLLAN, JOURNALISTIK-PROFESSOR, AUTOR UND FAST-FOOD-KRITIKER

Erfrischende Kombi aus heiß & kalt

GRÜNE SOMMERSUPPE

¼ Knoblauchzehe | 2 Frühlingszwiebeln | 175 g junger Blattspinat | 1 Bund Petersilie (oder Wildkräuter) | 1 reife Avocado | 2 EL Zitronensaft | 1 TL Kurkuma | Salz | Muskat | Chilipulver
Für die Garnitur: 200 g Tempeh | 1 bis 2 EL Stärke | 3 EL Sojasauce | 2 EL Öl | 2 EL Pinienkerne

Für 4 Personen | 10 Min. Zubereitung

1 Knoblauch schälen – es sollte wirklich nur wenig sein, von einer großen Zehe reicht schon eine Scheibe. Frühlingszwiebeln putzen, Wurzeln und welke Blätter entfernen, Frühlingszwiebeln in Ringe schneiden. Spinat putzen, waschen, abtropfen lassen. Die Petersilie ebenfalls waschen, dann trocken schütteln, die Blättchen zupfen. Avocado halbieren, das Fruchtfleisch herauslöffeln. Alle Zutaten mit Zitronensaft, Kurkuma und 600 ml Wasser in einen Mixer geben und fein pürieren. Dabei mit Salz, Muskat und Chilipulver abschmecken.
2 Tempeh in kleine, etwa 1 cm dicke Streifen oder Scheiben schneiden, erst in der Stärke, dann in der Sojasauce wenden. Mit dem Öl in einer beschichteten Pfanne bei mittlerer Hitze etwa 4 Minuten braten, einmal wenden. Kurz bevor der Tempeh fertig ist, die Pinienkerne mit in die Pfanne geben.
3 Die Suppe anrichten, mit gebratenem Tempeh und Pinienkernen garnieren.

TOFU-VARIANTE

Der Kontrast zwischen kalter Suppe und heißer Suppeneinlage ist sehr angenehm. Statt Tempeh eignet sich auch Tofu. Tempeh schmeckt aber leicht nussig, mit einem Hauch von Edelpilzkäse – viel besser als die meisten Tofusorten.

Knackiger Snack für zwischendurch

GRÜNKOHLCHIPS

Ca. 200 g Grünkohl (150 g nach dem Putzen) | 1 EL Zitronensaft | 2 EL feines Haselnussmus (oder Mandelmus) | 1 Prise Chilipulver (oder Cayennepfeffer) | 1 EL weißer Sesam | Salz (z. B. Meersalz)

Für 4 Personen | 10 Min. Zubereitung | ca. 30 Min. Trockenzeit im Ofen oder ca. 6 bis 8 Std. im Dörrgerät

1 Grünkohl waschen und abtropfen lassen, dicke Blattrippen herausschneiden, die Blätter gründlich abtrocknen und in kleinere Stücke reißen. Zitronensaft, Haselnussmus, Chilipulver, Sesam und eine kräftige Prise Salz verrühren. Die Mischung einige Minuten lang gründlich in den Grünkohl einmassieren.
2 Grünkohlblättchen im Ofen oder im Dörrgerät trocknen: Für die Ofenmethode die Blättchen auf zwei mit Backpapier ausgelegten Blechen verteilen und im Backofen bei 100 Grad Umluft etwa 30 bis 45 Minuten knusprig trocknen.

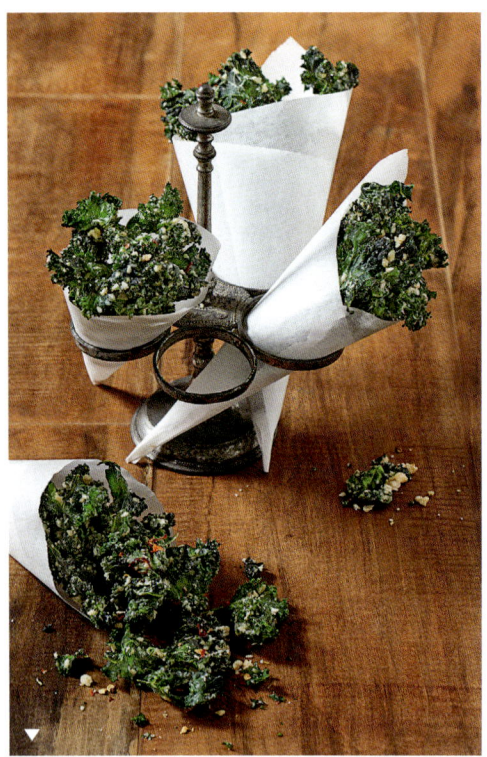

Blätter, was die Trocknungszeit stark beein-flusst – also lieber zwischendurch mal prü-fen, ob die Chips schon richtig knusprig sind. Für Rezepte, in denen Grünkohl roh ver-wendet wird, eher die zarteren Varianten aussuchen. Vor allem im Sommer gibt es manchmal sogar Baby-Grünkohlblätter für Salate und Chips zu kaufen.

TIPP

GEMÜSECHIPS

Gemüsechips sind eine Entdeckung in der Welt der supergesunden Snacks – frittieren in viel Fett ist völlig überflüssig, die Chips werden auch so schön knusprig und die zarten Ge-müsearomen können sich bei den milden Trocknungsmethoden auch besser entfalten als im heißen Fett-bad. Experimentieren Sie neben Grünkohl auch mit Chips aus Möhren, Roten Beten, Petersilienwurzeln oder Rübchen. Hilfreich beim Würzen ist etwas Nussmus mit Zitrone als Basis-creme – auch damit die eigentlichen Gewürze besser auf dem Gemüse haf-ten. Dann können Sie variieren: Mus-kat, Koriander, Kardamom, Garam Masala oder Kreuzkümmel und selbst eine kleine Prise Zimt passen gut zu den genannten Gemüsesorten.

Gegen Ende der Trockenzeit ab und zu kontrol-lieren, damit der Kohl nicht zu dunkel wird. Oder auf den Sieben eines Dörrgerätes ausbreiten und bei 40 Grad etwa 6 bis 8 Stunden trocknen.
3 Die fertigen Grünkohlchips gleich essen oder luftdicht abgeschlossen ein, zwei Tage lagern.

DIE RICHTIGE GRÜNKOHLSORTE

Das Rezept funktioniert natürlich mit jeder Grünkohlsorte. Es gibt aber durchaus zartere und festere Sorten und innerhalb der glei-chen Sorte zarte kleine und ledrige große

Hanfsamen

Die kleinen Samen der Hanfpflanze sind echtes Kraftfutter – wegen ihres hohen Proteingehalts werden sie vor allem von Vegetariern und Sportlern geliebt. Nein, die Samen und das daraus gepresste Öl haben nichts mit Haschisch oder Marihuana zu tun – sie entstehen aus Nutzhanfsorten, in denen kaum berauschendes THC steckt. Hanf ist botanisch mit Hopfen verwandt und der Samen ist eigentlich eine winzige Nuss.

Mehr Eiweiß als im kleinen Steak

Kaum zu glauben, aber die kleinen Samen haben eine enorm hohe Nährstoffdichte. Sie gehören zu den ergiebigsten Quellen für leicht verdauliches pflanzliches Protein, und das sogar in einer besonders hochwertigen Form. Es enthält alle im Körper vorkommenden Aminosäuren und zusätzlich alle acht essenziellen Aminosäuren, die wir mit der Nahrung aufnehmen müssen. Und dann ist da noch das Edestin. Diese Aminosäure wurde bisher nur in Hanf entdeckt, sie ähnelt dem Globulin unseres Blutplasmas und soll laut Studien sogar dazu fähig sein, Schäden an unserer DNA zu reparieren.

HOHE BIOLOGISCHE WERTIGKEIT

Fest steht: Unter allen Pflanzen ähnelt das Aminosäureprofil von Hanf dem menschlichen am meisten. Und das wiederum bedeutet: Hanfprotein hat eine enorm hohe biologische Wertigkeit, kann also sehr leicht vom Körper aufgenommen werden. Dieses hochpotente Protein wirkt entzündungshemmend und fördert das Immunsystem und die Regeneration nach Sport oder anderen anstrengenden Aktivitäten.

HILFT BEIM AB- ODER ZUNEHMEN

Noch dazu sind Hanfsamen ein Geheimtipp fürs Wunschgewicht: Mit Hanf können Sie zunehmen oder abnehmen. Denn der Körper reguliert sein Gewicht besser, wenn er hochwertige pflanzliche Aminosäuren serviert bekommt. Doch in Hanf steckt noch viel mehr – Vitamine, Mineralien, Ballast-

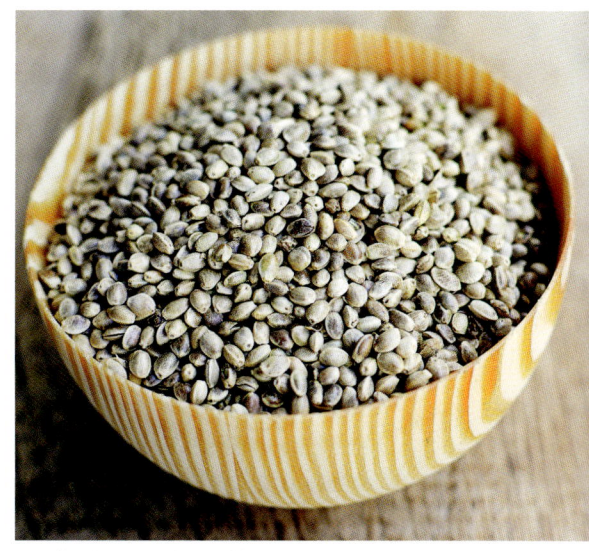

Hanf gehört zu den ältesten Kulturpflanzen der Welt. Seine Samen sind besonders gesund.

BIOLOGISCHE WERTIGKEIT

Die Qualität von Proteinen in Nahrungsmitteln wird durch die sogenannte biologische Wertigkeit bestimmt. Die Frage dabei ist: Wie effektiv wird ein Nahrungsprotein umgesetzt? Je besser ein durch die Nahrung aufgenommenes Eiweiß zur Produktion von körpereigenem Eiweiß genutzt werden kann, desto höher ist seine biologische Wertigkeit und desto weniger muss man von diesem Nahrungsprotein zu sich nehmen, um seinen Bedarf zu decken. Tierisches Protein besitzt in der Regel eine höhere biologische Wertigkeit als pflanzliches. Doch es gibt Ausnahmen wie Hanfsamen. Zudem kann durch geschicktes Kombinieren pflanzlicher Lebensmittel deren biologische Wertigkeit enorm gesteigert werden – zum Beispiel Bohnen mit Mais oder Ei mit Kartoffel. Als Referenzwert dient das Hühnerei, dessen biologische Wertigkeit auf 100 festgelegt wurde.

stoffe, Chlorophyll und vor allem Omega-3- und Omega-6-Fettsäuren, sogar im optimalen Verhältnis von etwa 1:3. Gemeinsam wirken diese essenziellen Fettsäuren gegen Entzündungen, stärken das Herz-Kreislauf-System, verwöhnen die Haut und füttern unser Gehirn. Neben Lein- und Chiasamen ist Hanf im Pflanzenreich der dritte große Lieferant dieser wichtigen Fettsäuren.

Wie Sie Hanf verwenden

Die pflanzliche Proteinbombe gibt es als Samen, Pulver und Öl. Ungeschälte Samen sind ziemlich knackig, wegen der Schale haben sie aber auch mehr Nährstoffe. Geschälte Samen sind viel zarter und daher für die meisten Anwendungen besser geeignet.

VIELSEITIG EINSETZBAR

Streuen Sie die Samen über Müslis oder Salat, rollen Sie selbst gemachtes Konfekt oder pikante Snackbällchen in ihnen, mischen Sie Hanfsamen in Saucen und Pestos, Brot- oder Crackerteig – das milde Nussaroma bietet viele kulinarische Möglichkeiten. Für Hanfpulver oder -mehl werden die Samen fein gemahlen. Manche Hanfpulver sind fettreduziert, wie immer sollten Sie auch bei Hanf auf Bioqualität achten. Rühren Sie das Pulver in einen Eiweißshake oder -smoothie für die Muskelregeneration nach dem Sport oder als Ersatz für ein Abendessen, wenn Sie abnehmen wollen. Angebrochene Packungen bewahren Sie am besten im Kühlschrank auf.

Für den Weg zum Wunschgewicht

HANF-HUMMUS

½ Zitrone | 1 Dose Kichererbsen (440 g) |
3 EL geschälte Hanfsamen | 2 EL Sesampaste/
Tahin | ½ TL gemahlener Kreuzkümmel |
1 TL Paprikapulver | 4 EL Olivenöl (oder Hanf-
öl) | Salz | Pfeffer | ½ Bund Petersilie

Für 4 Personen | 10 Min. Zubereitung

1 Zitrone halbieren und den Saft auspressen.
Kichererbsen aus der Dose in ein Sieb schütten
und abgießen, kurz mit kaltem Wasser abbrausen und abtropfen lassen. Hanfsamen, Sesam-
paste, Kreuzkümmel, Paprikapulver, Zitronensaft
und 2 EL Olivenöl mit den Kichererbsen cremig
pürieren. Je nach Püriergerät kann es notwendig
sein, 2 bis 6 EL Wasser zuzugeben.
2 Hummus mit Salz und Pfeffer abschmecken
und in eine Schüssel umfüllen. Mit dem restlichem Olivenöl beträufeln. Petersilie waschen,
von den Stängeln zupfen, grob hacken und über
die Creme streuen.

Glutenfreie Energie zum Knabbern

HANF-NUSSKEKSE

200 g geröstete Haselnüsse (oder Mandeln) |
300 g Teffmehl | 100 g Hanfmehl |
75 g Rohrohrzucker | 1 Pckg. Vanillezucker |
150 g Margarine (oder Butter) | 75 g Honig |
75 ml starker Kaffee

Für 2 Bleche je 30 bis 35 Stück | 35 Min. Zu-
bereitung | 1 Std. Ruhezeit | 20 Min. Backzeit

1 Nüsse im Universalzerkleinerer oder Blitzhacker schroten und mit Teffmehl, Hanfmehl, Zucker, Vanillezucker und Margarine verkrümeln.
Honig und Kaffee zugeben und zu einem festen,
aber geschmeidigen Teig verkneten. Zudecken
und 30 Minuten im Kühlschrank ruhen lassen.
2 Ofen auf 190 Grad vorheizen (Umluft
170 Grad). Den Teig zu 5 cm dicken Rollen formen, ein paar Minuten kalt stellen und dann in
6 mm dicke Scheiben schneiden. Auf einem
Blech mit Backpapier etwa 9 Minuten backen.
Während das erste Blech im Ofen ist, das nächs-
te belegen. Abkühlen lassen und genießen.

TIPP

SUPERÖL SELBST MISCHEN
Hanföl sollte kalt gepresst sein, damit
alle wertvollen Inhaltsstoffe erhalten
sind. Wem der Eigengeschmack von
Hanföl zu intensiv ist, der kann es
auch mit neutralerem Öl wie Sonnenblumenöl mischen. Acht Teile Hanföl,
ein Teil Leinsamenöl und ein Teil Kür-
biskernöl ergeben ein Öl mit der idea-
len Kombination essenzieller Fettsäuren. Es nennt sich EFA-Öl (von
»essential fatty acids«). Kühl gelagert
hält das Öl mehrere Monate.

SUPER SALATSAUCEN

Ein frischer Salat ist immer ein Genuss – ein raffiniertes Dressing seine Krönung. Werten Sie Ihre Salatsaucen doch mit Superfoods auf. Das bringt Abwechslung auf den Teller und macht den Salat noch gesünder.

Und dafür brauchen Sie nicht einmal viel Zeit. Die Dressingrezepte, die Sie auf dieser und der folgenden Seite finden, können Sie alle in etwa fünf Minuten zubereiten. In Flaschen abgefüllt können Sie die Dressings gut verschlossen mehrere Tage im Kühlschrank aufbewahren. So haben Sie schnell eine feine Salatsauce zur Hand und sparen noch mehr Zeit. Berechnet sind die Rezepte für jeweils vier Personen.

BASIC-GOJI-DRESSING

1 EL Gojibeeren in 5 EL (75 ml) lauwarmem Wasser einweichen und mindestens 30 Minuten lang quellen lassen. Beeren und das Einweichwasser mit 3 EL Nussmus (zum Beispiel Mandelmus oder Tahin), 2 EL Zitronensaft und 1 TL Marmelade (zum Beispiel Zitronenmarmelade oder Quittengelee) verrühren. Mit Salz und Pfeffer abschmecken. Nach Belieben mit frischen gehackten Kräutern verfeinern.
Das Goji-Dressing passt hervorragend zu allen Salaten, aber auch zu rohem oder gedämpftem Gemüse.

PFIRSICH-KORIANDER-INGWER-DIP

2 EL Pinienkerne in einer Pfanne ohne Fett hellgolden rösten, dabei oft umrühren. Aus der Pfanne nehmen und abkühlen lassen. Ein halbes Bund Koriander oder Petersilie waschen und zupfen. Einen reifen Pfirsich waschen, das Fruchtfleisch vom Stein lösen und grob schneiden (alternativ können Sie auch 100 g Mangofruchtfleisch nehmen). Ein etwa 1 cm langes Stück Ingwerwurzel schälen und grob hacken.
Alles zusammen mit den Pinienkernen fein mixen. Mit Chilipulver, Salz und 2 EL Zitronensaft abschmecken. Eventuell ist es nötig, noch 1 bis 2 EL Wasser dazuzugeben, um die Sauce etwas zu verdünnen.
Der Pfirsich-Koriander-Ingwer-Dip passt als Dressing zu Gemüsesalaten und zu Salaten mit Hülsenfrüchten. Als Dip schmeckt er perfekt zu gegrilltem Gemüse.

TRAUBEN-AVOCADO-ALGEN-DRESSING

1 TL getrocknete Wakame-Algen in feinen Streifen mit Wasser abspülen und 10 Minuten in 75 ml lauwarmem Wasser einweichen.

Die Algen gibt es im Bioladen schon in Streifen geschnitten zu kaufen. Dann 200 g grüne Weintrauben ohne Kerne waschen und von der Rispe lösen. Das Fruchtfleisch einer halben Avocado (circa 100 g) aus der Schale löffeln und mit 1 EL hellem Miso, den Trauben, 3 EL Limettensaft und dem Algenmix fein pürieren. Mit Salz und Pfeffer abschmecken.

Das Trauben-Avocado-Algen-Dressing passt sehr gut zu allen knackig-frischen Blatt- und Gemüsesalaten.

VEGANES KRÄUTERCREME-DRESSING

2 EL Zitronensaft mit 2 TL scharfem Senf, 3 EL Sojasahne, 1 EL Hanfsamen und 5 EL Wasser in einen schmalen Mixbecher geben. Mit Salz und Pfeffer kräftig würzen. Ein Bund Kräuter waschen, zupfen, grob hacken und zur Saucenmischung geben. 75 ml Olivenöl in einem dünnen Strahl dazugießen und dabei mit dem Pürierstab mixen. Zum Schluss noch einmal nach Belieben abschmecken.

Das Dressing schmeckt gut zu knackigen Blatt- und Gemüsesalaten.

WELCHE KRÄUTER PASSEN?

Als Kräuter für das vegane Kräutercreme-Dressing können Sie zum Beispiel Giersch, Löwenzahn und andere Wildkräuter aus dem Garten nehmen. Geeignet sind aber auch Schnittlauch, Dill, Basilikum, Estragon, Kerbel und Zitronenverbene. Oder probieren Sie eine Mischung aus Wildkräutern und kultivierten Kräutern aus.

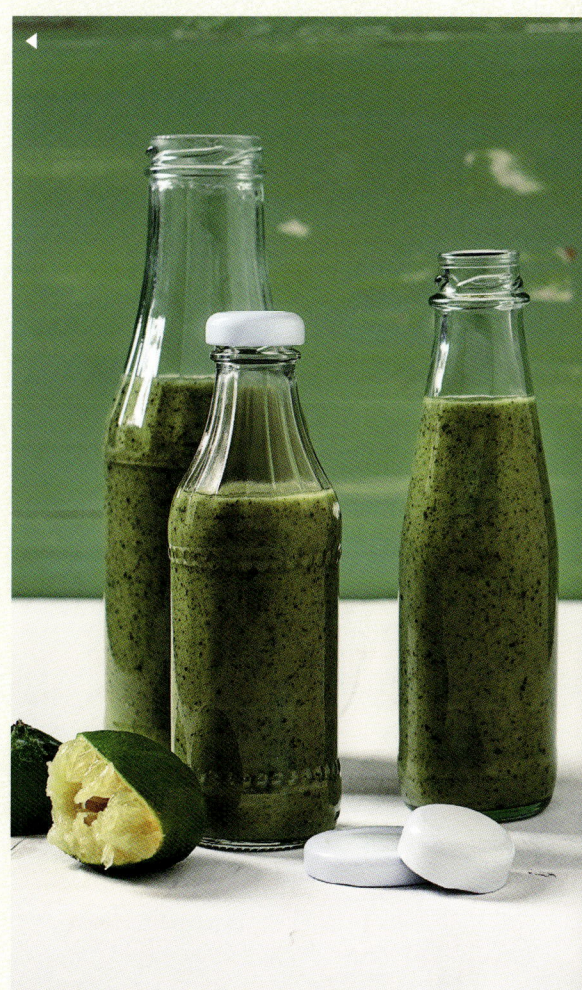

Grünes Trio: Trauben, Avocado und Algen gehen eine cremig-fruchtige Verbindung ein.

Ingwer

Die scharfe Ingwerwurzel ist sozusagen ein Ur-Superfood, sie gehört zu den ältesten Genuss- und Heilmitteln der Welt. Ingwer wächst in den Tropen und Subtropen und wird in Ländern wie China, Indien, Australien und Südamerika angebaut. Genau genommen handelt es sich bei Ingwer nicht um eine Wurzel, sondern um ein Rhizom – eine verdickte Sprosse, die Nahrung für die Pflanze speichert.

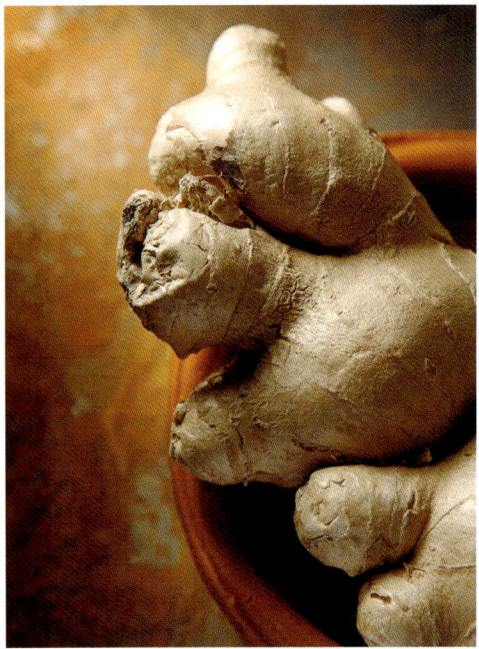

Ingwer sollte in keinem Haushalt fehlen. Allein der frische Duft macht oft schon glücklich.

Wunderwaffe gegen Erkältung und Fettzellen

Die unscheinbare Knolle ist ein echter Stoffwechsel-Turbo: Ihre Schärfe heizt uns ein und lässt unsere Fettzellen schmelzen. Die ätherischen Öle bringen die Verdauung in Schwung und beruhigen Darm und Magen. Deshalb ist Ingwer auch schon lange bekannt als wirkungsvolles Mittel gegen Übelkeit, besonders Reisekrankheit. Wer davon betroffen ist, kaut am besten vor oder während der Fahrt auf einem Stück Ingwer herum. Auch als Hausmittel gegen Erkältungen ist Ingwer eine gute Wahl. Experten sprechen der wunderbaren Wurzel ähnliche Eigenschaften zu wie Aspirin: Sie hemmt Entzündungen und stillt Schmerzen. Zudem senkt sie hohen Blutdruck, den Cholesterin- und den Blutzuckerspiegel. Dafür verantwortlich ist vor allem Gingerol, ein sekundärer Pflanzenstoff mit vielen antioxidativen Eigenschaften. Zusammen mit vielen anderen wertvollen Inhaltsstoffen im Ingwer soll das Gingerol sogar in der Lage sein, Krebszellen zu zerstören.

Wie Sie Ingwer verwenden

Verwenden Sie Ingwer auf jeden Fall frisch. Getrocknet und gemahlen würzt er zwar noch, hat aber viel weniger wertvolle Inhaltsstoffe. Frischen Ingwer in Bioqualität finden Sie inzwischen in fast jedem Supermarkt. Kaufen Sie nur Ingwer mit glatter, fester Schale, ohne Runzeln und Druckstellen. Neben ausgewachsenen Knollen gibt es auf dem Markt oder in einem guten Asienladen mit Frischgemüseabteilung immer häufiger auch hellen, jungen Ingwer mit grünen Trieben. Er schmeckt milder und seine Fasern sind noch nicht so stark ausgeprägt. Die Haut ist nicht ledrig-beige, sondern hat fast dieselbe Farbe wie der angeschnittene frische Ingwer.

WURZEL SCHÄLEN

Ungeschält hält sich Ingwer im Kühlschrank mehrere Wochen. Ab und zu müssen Sie ihn auf Schimmelbefall kontrollieren. Einfrieren geht auch. Vor der Zubereitung sollten Sie die Wurzel schälen und quer zur Faser in

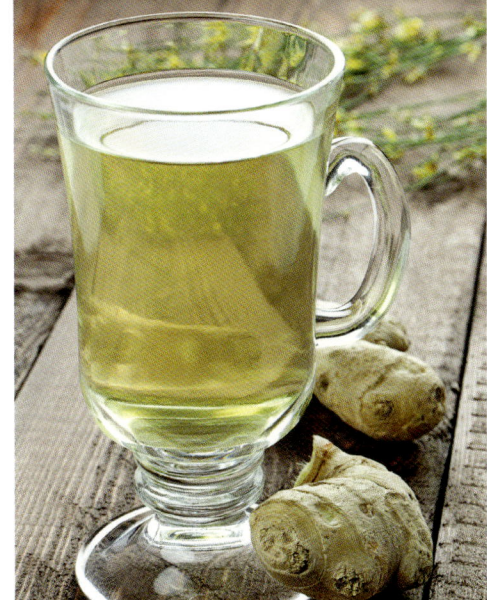

Gesunde Alternative: Starten Sie statt mit Kaffee mit einer Tasse Ingwerwasser in den Tag.

TIPP

INGWERWASSER

Ob gegen Erkältung, Übelkeit, zum Abnehmen oder einfach zum Aufwärmen – trinken Sie Ingwerwasser! Dafür ein etwa 3 cm großes Stück Ingwer in feine Scheiben schneiden und mit 1,5 l kochendem Wasser übergießen. Etwa 15 Minuten ziehen lassen, abseihen und in eine Thermoskanne füllen. Über den Tag verteilt trinken. Wer es schärfer mag, kann die Ingwerscheiben auch sofort mit in die Thermoskanne geben.

dünne Scheiben schneiden, hacken oder raspeln. Dann je nach Rezept roh verwenden oder mitkochen.

HARMONIERT MIT SÜSS UND SALZIG

Als eines der wenigen Gewürze passt die scharfe Wurzel genauso gut zu Salzigem wie zu Süßem. Klassisch ist Ingwer in asiatischen Suppen, Curry- und Wokgerichten, wo er meist mit Knoblauch harmonisch kombiniert wird. Aber auch in Keksen, Kuchen, Eis oder in Obstsalat macht er sich hervorragend. Roh gibt er Smoothies, Säften und Salatsaucen den letzten Kick. Sie können geschälten Ingwer auch entsaften, dann passt er gut zu grünen Säften oder auch zu Karotten- oder Apfelsäften.

Perfekte Pasta-Alternative

ZUCCHINISPAGHETTI MIT KOKOS-INGWER-CREME

125 g gesalzene »Knabber«-Erdnüsse | 500 g dickere Zucchini | 3 EL getrocknete Tomaten in Öl | 1 Mango (ausnahmsweise nicht zu reif) | 30 g Ingwerwurzel | 1 Bund Koriander | 1 EL Limettensaft | 250 ml Kokosmilch | 2 EL Sojasauce | 3 EL Kokosöl (oder ein anderes neutrales Öl)

Zutaten für 4 Personen | 10 Min. Zubereitung | mindestens 2 Std. Ruhezeit, besser über Nacht

1 100 g der Nüsse mindestens 2 Stunden lang in warmem Wasser einweichen, den Rest hacken. Zucchini waschen und mit einem Spiralizer in Spaghettistreifen schneiden. Ohne das Gerät geht es auch: Zucchini längs in 1 cm dicke Scheiben schneiden und dann mit einem Sparschäler wie Bandnudeln in Streifen von den Scheiben ziehen. Getrocknete Tomaten abtropfen lassen und in dünne Streifen schneiden. Mango schälen, das Fruchtfleisch in lange, schmale Streifen schneiden.

2 Ingwer schälen, quer zur Faser in Scheiben schneiden. Koriander waschen, Stiele und falls vorhanden Wurzeln grob schneiden, die Blättchen zupfen. Ingwer und Korianderstiele mit Limettensaft, Kokosmilch, Sojasauce und den eingeweichten Erdnüssen (ohne Einweichwasser) cremig mixen.

3 Zucchinispaghetti in einer großen Pfanne oder einem heißen Wok mit dem Kokosöl sehr heiß und sehr kurz (etwa 1 Minute) anbraten. Mango und Tomaten zugeben. Die Sauce untermengen, nur noch heiß werden lassen und sofort anrichten. Mit reichlich Korianderblättchen und gehackten Erdnüssen bestreuen.

ROHKOST-VARIANTE

Schmeckt auch roh perfekt! Einfach Sauce und Zucchinispaghetti mit den anderen Zutaten mischen und anrichten.

Kurbelt den Stoffwechsel an

BOHNENSALAT MIT JUNGEM INGWER

50 g junge Ingwerwurzel | 1 rote Zwiebel (oder ¼ Fenchelknolle) | ½ TL Salz | 3 EL Agavensirup (oder Ahornsirup) | 3 EL Weißweinessig | 500 g grüne Bohnen | 1 bis 2 Scheiben trockenes Vollkornbrot | 2 EL Olivenöl oder Rapsöl

Für 4 Personen | 15 Min. Zubereitung

1 Junge Ingwerwurzel waschen, nicht schälen und quer zur Faser in hauchdünne Scheiben schneiden oder hobeln. Zwiebel schälen und in dünne Scheiben schneiden. Ingwer- und Zwiebelscheiben kurz mit kochendem Wasser überbrühen, abtropfen lassen, mit Salz mischen und in ein kleines Glas füllen. Agavensirup mit Essig und 2 EL Wasser aufkochen, über den Ingwer

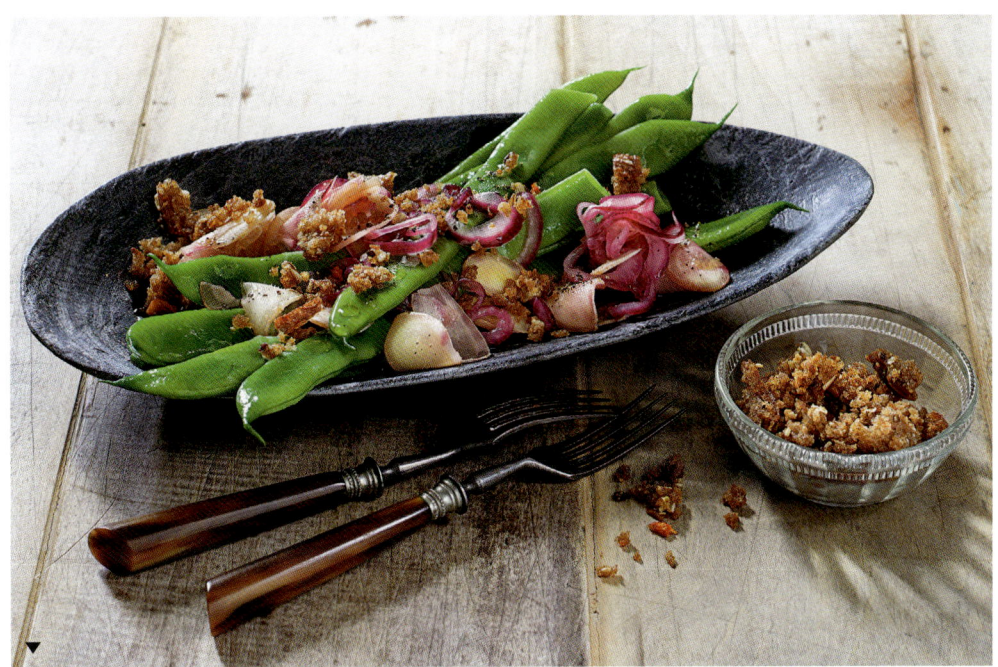

und die Zwiebeln gießen und Glas verschließen, abkühlen lassen.

2 Bohnen putzen, die Enden abknipsen, in reichlich Salzwasser je nach Dicke 6 bis 9 Minuten kochen. Abgießen und abtropfen lassen. Vollkornbrot im Blitzhacker grob zerbröseln und mit dem Öl unter Rühren knusprig braten. Bohnen, Ingwer, Zwiebeln und Marinade mischen, anrichten und mit den Brotbröseln bestreuen.

INGWER-ZWIEBELN FÜR DEN VORRAT

Sie können die Mengen für den Ingwer auch vervielfachen, eingelegte Ingwer-Zwiebeln passen perfekt zu Veggie-Sushi und halten sich im Kühlschrank mehrere Monate.

TIPP

INGWER ANPFLANZEN

Pflanzen Sie eine junge Ingwerwurzel in einen Topf ein, der mit einer Mischung aus Sand und Erde gefüllt ist. Schon nach kurzer Zeit entwickelt sie zarte grüne Triebe. Auch die Ingwerblätter schmecken gut – wie die Wurzel, nur viel milder. Leider ist die Pflanze nicht winterhart, lässt sich aber mit etwas Geschick im Haus überwintern.

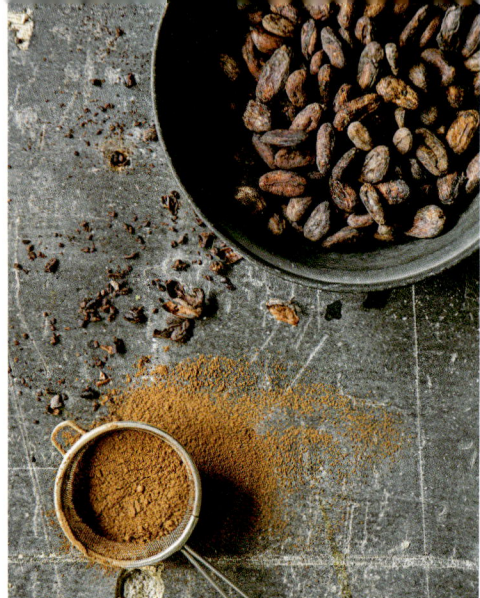

Der Stoff für Schokoträume: Roher Kakao kann ohne schlechtes Gewissen genossen werden.

Kakao

Fast jeder liebt Schokolade. Die gute Nachricht: Der Stoff, aus dem sie gemacht ist, gehört zu den absoluten Superfood-Stars. Die Kakaobohne ist ein einzigartiges Paket bioaktiver Nährstoffe. Das gilt jedoch nur für rohen Kakao. Wird die Bohne über 42 Grad erhitzt, sind die meisten Inhaltsstoffe zerstört. Eine marktübliche Schokolade, die noch dazu mit Milch, Zucker und billigen Fetten gemacht wurde, hat mit Superfood nichts mehr zu tun. Rohen Kakao dagegen nannten schon die Azteken »Nahrung der Götter«. Er galt als Aphrodisiakum und war für sie so wertvoll, dass sie Kakaobohnen sogar als Zahlungsmittel einsetzten.

Glücksbote und Stresskiller

Rohe Kakaobohnen sind Toplieferanten für Eiweiß, Eisen, Zink, Kupfer und Omega-6-Fettsäuren. Sie sind eine der besten Quellen für Magnesium und Antioxidanzien, deshalb kann Kakao uns wirksam vor altersbedingten Mangelerscheinungen und Krankheiten schützen. Magnesium unterstützt Herz und Muskeln, steigert die Gehirnleistung und sorgt für gesunde Knochen. Doch das Tollste: Kakao macht glücklich! Er enthält in großen Mengen chemische Botenstoffe, die die Produktion von Endorphinen stimulieren. Das sind die Stoffe, die unser Körper ausschüttet, wenn wir uns großartig fühlen oder verliebt sind. Und auch die Aminosäure Tryptophan sorgt für gute Stimmung, denn sie steigert das Serotonin im Körper – gut bei Stress, Angst oder Depressionen. Etwas Koffein und Theobromin im Kakao wirken zudem leicht anregend und steigern die Konzentration. All das zusammen soll sogar den Appetit zügeln.

WICHTIG

WENIGER IST MEHR
Zu viel Kakao kann zu Schlaflosigkeit, Unruhe oder Übelkeit führen. Genießen Sie also auch rohen Kakao in Maßen, fünf bis zehn Kakaobohnen am Tag sind genug.

Wie Sie Kakao verwenden

Die volle Superfood-Kraft steckt nur in rohem Kakao, doch auch herkömmlich verarbeitete Schokolade weist noch gesunde Wirkstoffe auf, wenn sie einen Kakaoanteil von mindestens 70 Prozent hat. Achten Sie beim Kauf auf Bioqualität der Kakaobohnen. Dann können Sie sich mit gutem Gewissen ab und zu ein Stückchen gönnen. Noch besser ist natürlich Rohkostschokolade. Diese eher herbe Schokolade besteht nur aus rohen Zutaten und wird nicht mit Milch und raffiniertem Zucker, sondern mit alternativen Süßungsmitteln wie Kokosblütennektar hergestellt. Probieren Sie verschiedene Produkte aus. Oder noch besser: Fertigen Sie rohe Kakaoköstlichkeiten selbst an.

NIBS, BOHNEN ODER PULVER

In Spezialgeschäften und im Internet gibt es ganze Kakaobohnen, Kakaonibs (Kakaobohnenbruch) und aus den Bohnen fein gemahlenes Pulver zu kaufen. Achten Sie auf Rohkostqualität und das Biosiegel. Weil diese Produkte nur fermentiert und aufwendig bei sehr niedrigen Temperaturen getrocknet werden, sind sie nicht ganz billig. Aber sie sind ergiebig und wegen des konzentrierten Geschmacks isst man meist nur wenig davon. Bewahren Sie Kakao in geschlossenen Gefäßen lichtgeschützt auf. Ich finde die Nibs praktisch – man kann sie einfach so knabbern oder Smoothies, Desserts und rohen Kuchen zufügen. Sie eignen sich auch prima zum Dekorieren. Fürs Müsli mahle ich mir oft frisch einen Esslöffel Kakaonibs. Je vollständiger die Kakaobohne ist, desto besser bleiben Antioxidanzien und Co in ihr erhalten. Deshalb tendiere ich dazu, Nibs oder ganze Kakaobohnen statt Pulver zu verwenden und diese gegebenenfalls selbst zu mahlen. Die Bohnen zerkleinere ich erst grob im Mörser, bevor sie in die Mühle kommen. Fertiges Kakaopulver unbedingt ungesüßt und nicht nach holländischem Verfahren veredelt kaufen, am besten in Rohkostqualität. Bleibt noch die Kakaobutter. Sie steckt zwar voller gesättigter Fettsäuren, doch in Kombination mit den anderen wertvollen Inhaltsstoffen der Kakaobutter erhöhen sie den Cholesteringehalt im Blut nicht. Verwenden Sie sie zum Beispiel für herrlich weiche Trüffel.

INFO

KEINE MILCH

Milch und Zucker vertragen sich nicht gut mit rohem Kakao. Studien haben ergeben, dass Kuhmilch die Aufnahme der wertvollen Antioxidanzien aus dem Kakao blockiert. Verwenden Sie für Ihre Kakaorezepte statt Kuhmilch zum Beispiel Soja-, Hafer- oder Hanfmilch und ersetzen Sie Zucker durch Stevia, Honig oder Agavendicksaft.

Kleine runde Glücklichmacher

ROHE SCHOKO-LIMETTEN-TÖRTCHEN

Für den Teig: 80 g Walnüsse (oder andere Nüsse) | 20 g Kakaonibs | 100 g getrocknete Soft-Pflaumen | 20 g Rohkostschokolade
Für die Limettencreme: 225 g Cashewkerne | 3 Biolimetten für 6 EL (90 ml) Limettensaft | 4 EL Kokosblütennektar (oder Agavensirup) | 4 EL (60 ml) Mandelmilch (oder andere Nussmilch) | 75 g Kokosöl | ½ TL Getreidegraspulver (vor allem für die Farbe – kann man auch weglassen) | 1 EL Kakaopulver

Für 12 Törtchen | 30 Min. Zubereitung | mindestens 2 Std. Ruhezeit, besser 12 Std. | 1 Std. Kühlzeit

1 Zuerst die Cashewkerne für die Limettencreme mindestens 2 Stunden in Wasser einweichen. 12 Stunden sind besser, dann wird die Creme feiner.
2 Für den Teig Walnüsse, Kakaonibs und Pflaumen in einen Universalzerkleinerer geben. Alles zusammen zerkleinern, bis sich eine gleichmäßige Paste bildet.
3 Rohkostschokolade hacken und unter den Teig kneten. Ein Muffinblech mit Papiermuffinformen auslegen, 12 kleine Bällchen aus dem Teig formen und auf dem Boden der Formen flach drücken.

4 Cashewkerne abgießen, kurz abbrausen und abtropfen. Limetten heiß waschen, abtrocknen, die Schale fein abreiben, 6 EL Saft auspressen. Mit allen anderen Zutaten sehr fein pürieren.
5 Limettencreme auf den Schokoböden verteilen und eine knappe Stunde in den Tiefkühler stellen, bis die Creme bindet, danach im Kühlschrank aufbewahren.
6 Zum Servieren die Törtchen etwas wärmer werden lassen und mit Kakaopulver bestäuben.

PRALINEN-VARIANTE

Ohne die Creme werden wunderbare kleine Schokopralinen aus dem Walnussteig – einfach nussgroße Bällchen rollen und rundum in Kakaopulver, Macapulver oder Kokosflocken wälzen.

INFO

BACKEN UND KOCHEN MIT SCHOKOLADE

Für alle Rezepte mit Kakao gilt: Wenn Sie Kakao über 42 Grad erhitzen, müssen Sie keine rohen Produkte wählen, weil ein Großteil der wertvollen Inhaltsstoffe dann sowieso zerstört wird. In diesem Fall reicht es, eine einfache, aber gute dunkle Schokolade zu verwenden.

Erfrischender Schokogenuss

EMMAS EISKONFEKT

130 g erstklassige Zartbitterschokolade oder Kuvertüre (mind. 70 % Kakaoanteil) | 70 g Kokosöl | Eiskonfektkapseln aus Metall (oder andere Formen in Pralinengröße)

Für 35 Stück | 10 Min. Zubereitung

1 Schokolade hacken, mit dem Kokosöl in eine Metallschüssel geben, auf einen passenden Topf mit etwas kochendem Wasser setzen und unter Rühren schmelzen – so wird die Mischung nicht heißer als 40 Grad.

2 Sobald alles geschmolzen ist, vom Herd nehmen, in die Förmchen füllen und im Kühlschrank erstarren lassen. Nicht ganz kalt essen, denn

TIPP

AZTEKEN-KAKAO

Das belebende Kakaogetränk der Azteken ist ein echter Gesundheitscocktail: Für ein Glas 1 EL Rohkakaopulver mit ein wenig Vanillemark und Chilipulver mischen und zusammen mit 250 ml Wasser vorsichtig erwärmen – nicht kochen! Nach Belieben mit Honig, Ahornsirup, Stevia oder Ähnlichem süßen.

sonst spürt man den angenehm kühlenden Effekt des Konfekts nicht so stark.

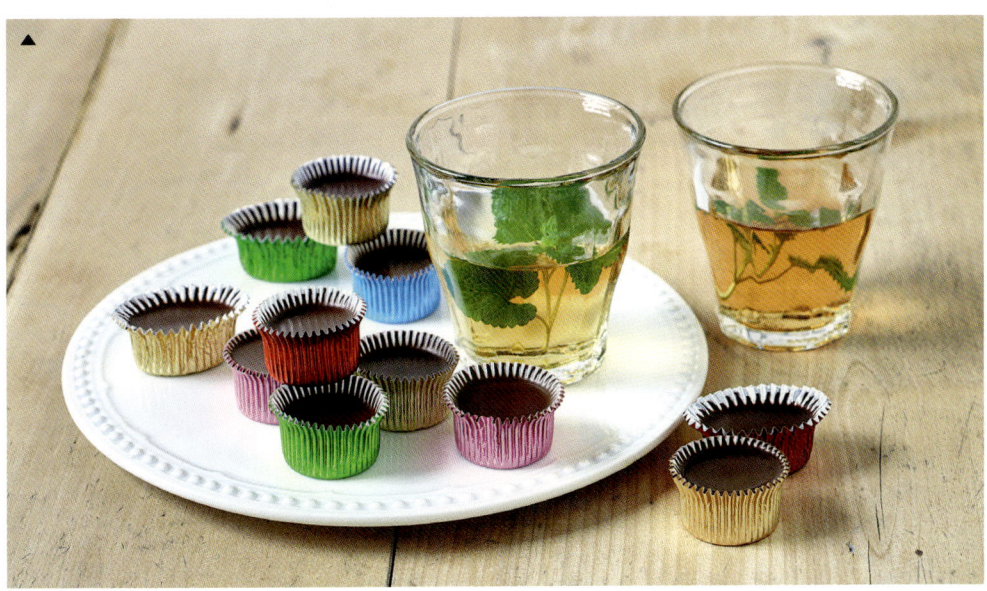

Kokosnuss

Sie ist ein toller Allrounder: Die Kokosnuss liefert mit Kokoswasser, Fruchtfleisch und Öl gleich mehrere wertvolle Nahrungsmittel. Wissenschaftler behaupten, man könne sich wochenlang von ihr ernähren, ohne einen Mangel zu erleiden – gut zu wissen fürs Überleben auf der einsamen Insel! In ihren tropischen Heimatländern ist die bis zu 30 Meter hoch wachsende Kokospalme die »Königin der Pflanzen«. Die Kokosnuss selbst ist eigentlich gar keine Nuss, sondern eine Steinfrucht. Sie besitzt drei Schichten: eine harte Außenschale, eine fleischige mittlere Schicht und eine hölzerne Innenschicht. Was wir üblicherweise als Kokosnuss kennen, ist die Innenschicht.

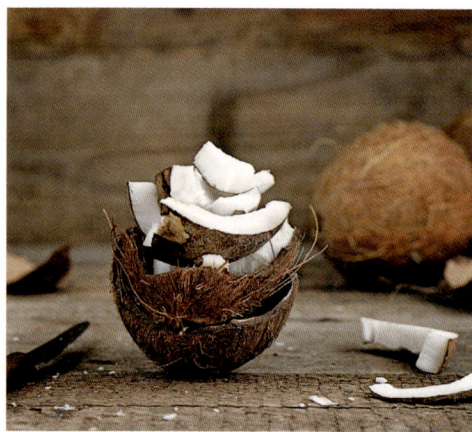

Erinnert an Strand und Urlaub: Die Kokosnuss ist ein erfrischender sommerlicher Genuss.

Für Schönheit und Energie

Kokosnüsse sind Beautyfood – für eine gute Figur, schöne Haut und glänzendes Haar. Die Nüsse haben einen niedrigen glykämischen Index und sind reich an Triglyceriden. Das sind zwar gesättigte Fettsäuren, aber mittelkettige mit sehr positiver Wirkung. Sie liefern schnell Energie, werden rasch verdaut, erhöhen unseren Stoffwechsel und helfen effektiv bei der Fettverbrennung. Zudem fördert Kokosöl die Aufnahme wichtiger essenzieller Fettsäuren und fettlöslicher Vitamine. Noch ein Trumpf ist die ebenfalls reichlich enthaltene Laurinsäure. Sie stärkt das Immun- und das Herz-Kreislauf-System. Die Fettsäuren im Kokosöl scheinen außerdem schädliche Bakterien im Darm beseitigen zu können und gleichzeitig nützliche zu erhalten. Allerdings: Fett ist Fett, deshalb sollten Sie es mit dem Konsum nicht zu sehr übertreiben.

Auch äußerlich lässt sich Kokosöl prima verwenden: Der Haut spendet es Feuchtigkeit und es soll sogar Neurodermitis und Akne lindern. Die Haare bekommen mit Kokosöl mehr Kraft und Glanz.

So gut wie fettfrei ist Kokoswasser, die klare Flüssigkeit aus der grünen Kokosnuss. Der erfrischende Drink ist kalorienarm, wirkt isotonisch und liefert wertvolle Mineralstoffe. Nach dem Sport oder generell bei starkem Schwitzen kann damit prima der Elektrolythaushalt wieder auf Vordermann gebracht werden.

Wie Sie Kokosnüsse verwenden

Gönnen Sie sich ab und zu frische Kokosnüsse. Das Wasser und das Fruchtfleisch können Sie einfach so zu sich nehmen oder in Smoothies und Desserts geben. Gekühltes Kokoswasser ist eine tolle Erfrischung. Oder Sie schmecken mal die Salatsauce mit Kokoswasser ab. Am besten ist das Wasser ganz frisch aus der Nuss, dann hat es noch alle wertvollen Nährstoffe.

Getrocknete Kokosraspel eignen sich zum Knabbern, fürs Müsli oder zum Backen. Zusammen mit Wasser wird aus den Raspeln im Mixer Kokosmilch, die passt in Smoothies, Suppen oder Asia-Wokgerichte.

Es gibt drei verschiedene Produkte aus Kokosfett für die Küche: Da ist einmal hochraffiniertes Kokosfett zum Frittieren aus konventioneller Produktion. Es ist weiß, hoch erhitzbar und fast geruchsfrei. Ein ähnliches Produkt gibt es im Biobereich, es wird als »odourless cooking cream« vermarktet. Das dritte ist ein naturbelassenes sogenanntes Kokosöl, das intensiv nach Kokosnuss duftet. Raffinierte Billigprodukte sollten Sie vermeiden! Sie sind chemisch behandelt und haben nichts gemeinsam mit ursprünglichem Kokosöl. Achten Sie beim Kauf auf extra natives, ungehärtetes Öl in Bioqualität. Weil es bei Zimmertemperatur fest wird, wird es auch Kokosnussbutter oder -fett genannt. Stellen Sie das Glas in eine Schüssel mit warmem Wasser, dann wird das Öl wieder flüssig. Kokosöl eignet sich zum Kochen, Braten oder Backen und kann besonders hoch erhitzt werden.

TIPP

KOKOSNUSS KNACKEN

Frische Kokosnüsse gluckern mit sattem Ton, wenn man sie schüttelt. Durchbohren Sie mindestens zwei der drei Augen, das sind die Keimlöcher der Nuss, und gießen Sie das Kokoswasser in ein Glas. Das Kokoswasser sollte angenehm duften, sonst ist die Nuss alt. Kokospalmen bilden das ganze Jahr über pausenlos neue Kokosnüsse, Frische sollte also kein Problem sein. Klopfen Sie nach dem Bohren der Löcher mit einem schweren Messerrücken oder mit einem Hammer auf die Mitte der Kokosnuss, drehen Sie währenddessen die Nuss um ihre Längsachse. Sie klopfen also sozusagen entlang des Nuss-Äquators. Nach wenigen Umdrehungen springt die Schale auf. Zerkleinern Sie sie noch etwas mehr und heben Sie dann die Schalenstücke einzeln ab.

Bringt schnelle Energie

WARMER KOKOSNUSSSALAT MIT MÖHREN

1 Bund Petersilie | 100 g Seidentofu | 2 EL Zitronensaft | 100 ml Gemüsebrühe (oder das Wasser aus der Kokosnuss) | Salz | Chili (oder Pfeffer) | 100 ml Olivenöl | 200 g frische Kokosnuss (Kokosnuss knacken ▸ siehe Seite 79) | 500 g Möhren | 250 g Blattspinat (frisch oder TK)

Für 4 Personen | 30 Min. Zubereitung

1 Petersilie waschen und trocken schütteln, die Blättchen zupfen und mit Seidentofu, Zitronensaft und Gemüsebrühe fein mixen, mit Salz und einer Prise Chili würzen. 75 ml Olivenöl nach und nach untermixen, abschmecken. Kokosnussfruchtfleisch in dünne Streifen hobeln oder schneiden. In einer Schüssel mit 3 EL von der Sauce mischen, ziehen lassen.
2 Möhren schälen und je nach Dicke längs vierteln oder halbieren. Spinat waschen und verlesen, dabei welke Blätter aussortieren und dicke Stiele entfernen. Den Spinat abtropfen lassen. Zuerst die Möhren in einen Dämpfkorb legen, dann über einen 3 cm hoch mit kochendem Wasser gefüllten Wok oder einen anderen passenden Kochtopf setzen. In etwa 12 Minuten bissfest dämpfen.
3 Gleichzeitig den Spinat in einer großen heißen Pfanne mit dem restlichen Öl mehr braten als dämpfen. Dabei in den ersten Sekunden einen Deckel auflegen, dann abnehmen und den Spinat wenden. Sobald der Spinat zusammengefallen ist, leicht salzen und pfeffern. Die Möhren ebenfalls salzen, zusammen mit dem Kokosnusssalat anrichten, die Sauce gleichmäßig auf dem Gemüse verteilen.

Mit Powerstreusel

KIRSCHCRUMBLE

1 Biozitrone | 3 EL Ahornsirup (oder Agavensirup) | 1 Pckg. Vanillezucker | 100 g Walnusskerne | Pekannüsse (oder andere Nüsse) | 500 g Süßkirschen | 500 g Äpfel
Für die Streusel: 80 g Kokosöl | 125 g Maismehl | 100 g Rohrohrzucker

Für 6 bis 8 Personen | 15 Min. Zubereitung (mit Kirschen entsteinen 25 Min.) | 45 Min. Backzeit

1 Backofen auf 175 Grad (Umluft 160 Grad) vorheizen. Zitrone waschen, die Schale abreiben und den Saft auspressen, zusammen mit Ahornsirup und Vanillezucker in eine große, flache Auflaufform geben. Die Nüsse grob hacken, ebenfalls in die Form geben. Süßkirschen waschen und nach Belieben entsteinen. Äpfel schälen, vierteln und entkernen. Die Apfelstücke in 5 mm dicke Scheiben schneiden und in der Form mit den anderen Zutaten gut vermischen.
2 Kokosöl zerlassen, dabei ständig rühren, damit das Öl nicht zu heiß wird, sondern nur gerade eben schmilzt. In eine Schüssel umfüllen,

Maismehl und Zucker unterrühren, mit den Fingerspitzen verkrümeln, bis schöne Streusel entstehen. Streusel über die Früchte streuen, in den Ofen schieben und auf der mittleren Schiene im Ofen circa 45 Minuten goldbraun backen. Kirschcrumble aus dem Ofen nehmen, 10 Minuten ruhen lassen und servieren.

FRUCHT-VARIANTE

Unser Rezept ist ein Grundrezept. Solange das Gesamtgewicht stimmt, können Sie auch andere Früchte verwenden – dabei weiche Früchte wie Beeren mit festeren mischen.

TIPP

KRÄUTERCREME MIT KOKOSÖL

Der Schmelzpunkt von Kokosöl ist höher als der von Oliven- oder Sonnenblumenöl, deshalb ist Kokosöl bei Zimmertemperatur relativ fest. Es eignet sich sogar als Streichfett für Brote oder als Grundlage für sehr feine Zubereitungen, die an Kräuterbutter erinnern. Perfekt für die vegane Grillparty: Ein Bund Frühlingskräuter waschen, trocken schütteln, zupfen und hacken, mit 1 EL Zitronensaft und 150 g Kokosöl mischen, kräftig salzen. Diese frühlingshafte Kokos-Kräutercreme passt hervorragend zu gegrilltem Gemüse.

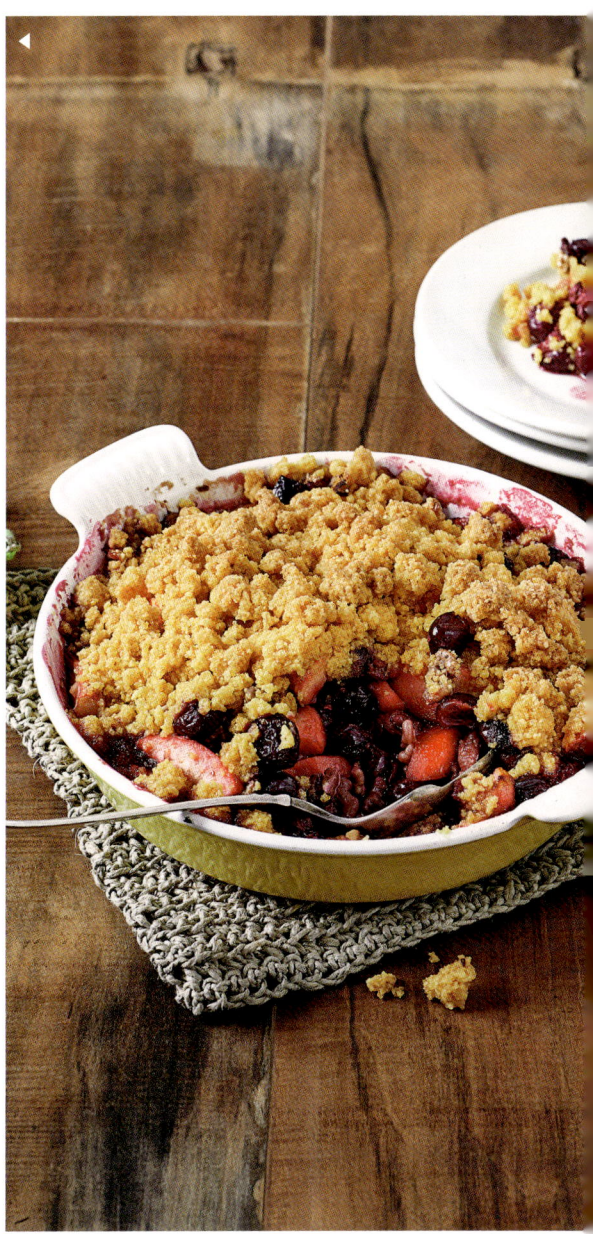

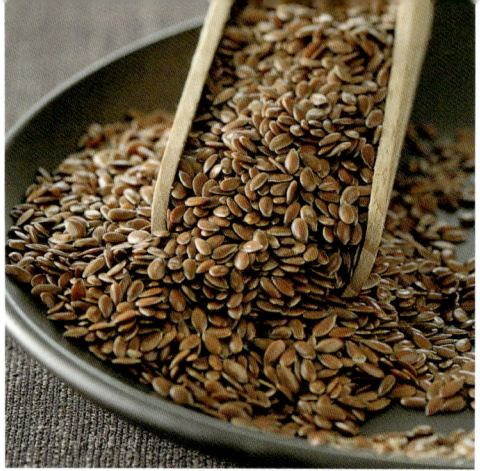

Was schon die Oma wusste: Leinsamen sorgen für eine gute Verdauung.

Leinsamen

Kleines Korn ganz groß: Die braunen Samen der Leinpflanze gehören zu meinen liebsten Superfoods. Als Kind schon habe ich sie mit meiner Mutter geknabbert, damals wusste ich natürlich noch nicht, wofür sie gut sind. Lein, auch Flachs genannt, gehört zu den ältesten Kulturpflanzen der Welt. Früher wurden aus den Flachsfasern Stoffe hergestellt. Die Samen und das aus ihnen gewonnene Öl dienten aber auch schon im antiken Griechenland zur Behandlung von allerlei Beschwerden. Außerdem ein großes Plus: Leinsamen sind heimisch und sehr preiswert zu bekommen.

Wohltat für Magen, Darm, Hirn und Herz

Als mildes, natürliches Abführmittel ist Leinsamen vielen bekannt. In den Körnern stecken nämlich nicht nur viele Ballast-, sondern auch Schleimstoffe, die den Darminhalt weich und gleitfähig machen. Außerdem legen sie sich wie ein Schutzfilm über die Magen- und Darmschleimhaut und können deshalb auch bei chronischen Magen-Darm-Entzündungen helfen. Doch die unscheinbaren Samen haben noch viel mehr zu bieten: Zusammen mit Hanf- und Chiasamen gehören sie zu den pflanzlichen Toplieferanten für Omega-3-Fettsäuren. Die fördern die Durchblutung, stärken Gehirn und Immunsystem, hemmen Entzündungen und schlechtes Cholesterin. Besonders die Alpha-Linolensäure schützt wirksam Herz und Kreislauf. Außerdem ist Leinsamen die wohl beste Quelle für Lignane. Diese sogenannten Phytohormone wirken ein bisschen wie Östrogene und helfen, den Hormonhaushalt im Gleichgewicht zu halten – zum Beispiel bei Wechseljahrbeschwerden.

Wie Sie Leinsamen verwenden

Die kleinen Samen gibt es als ganze Körner oder geschrotet zu kaufen. Weil geschroteter Leinsamen wegen des empfindlichen Leinöls sehr schnell ranzig wird, kaufen Sie am besten ganze Körner.

Diese sollten Sie zu Hause selbst mahlen, denn nur dann kann unser Körper alle wertvollen Nährstoffe aufschließen und verarbeiten. Empfehlenswert dafür sind eine preiswerte kleine Kaffeemühle oder ein Blender, siehe hintere Innenklappe. Ich mahle mir morgens frisch fürs Müsli eine Portion Leinsamen – manchmal zusammen mit Gojibeeren, Kokosraspeln oder Kakaonibs. Die Samen passen aber auch gut in Salate, Suppen, selbst gebackene Brote und knusprige Rohkostcracker.

LANGSAM ANFANGEN

Täglich sollten Sie nicht mehr als ein bis zwei Esslöffel Leinsamen zu sich nehmen, schließlich steckt auch ziemlich viel Fett in den Samen. Wenn Sie ballaststoffreiche Nahrung nicht gewöhnt sind, beginnen Sie vorsichtshalber sogar nur mit ein bis zwei Teelöffeln. Und ganz wichtig: Viel dazu trinken, am besten Wasser oder Kräutertee, damit die Leinsamensaat im Darm schön quellen kann und Sie keine Verstopfung oder Blähungen riskieren.

LEINÖL FÜR SAUCEN UND DIPS

Sehr hochwertig ist Leinöl, weil in ihm die gesunden Omega-3-Fettsäuren noch konzentrierter sind als in den Samen. Bewahren Sie das kalt gepresste Öl licht- und luftgeschützt auf und verbrauchen Sie es zügig – wie die Samen wird es schnell ranzig. Ein Teelöffel Leinöl schmeckt in Salatsaucen und Dips oder auch auf warmen Gerichten. Nicht mitkochen! Das leicht bitter-nussige Öl können Sie auch gut mit Sonnenblumen- oder Rapsöl mischen.

INFO

OMEGA-3- UND OMEGA-6-FETTSÄUREN

Sie sind die einzigen essenziellen Fettsäuren, die der Körper nicht selbst bilden kann: Omega-3- und Omega-6-Fettsäuren. Unsere übliche Ernährung enthält meist reichlich Omega-6-Fettsäuren, während die Omega-3-Fettsäuren oft Mangelware sind. Mit Fisch nehmen wir sie normalerweise am leichtesten über die Nahrung auf.

Die einzige heimische Pflanze, die viel Omega-3-Fettsäuren liefert, ist Leinsamen. Ebenfalls sehr gute Quellen für Omega-3-Fettsäuren sind Chia- und Hanfsamen. In Hanf stecken Omega-3- und Omega-6-Fettsäuren noch dazu in ihrem optimalen Verhältnis von 1:3.

Ein ausgewogenes Verhältnis der beiden Fettsäuren hilft dem Körper, den Blutdruck zu senken und das Immunsystem zu stärken. Außerdem schützt es gegen Herzkrankheiten. Omega-3-Fettsäuren beugen zudem Diabetes vor, wirken entzündungshemmend und helfen bei Gewebereparaturen.

Prima Omega-3-Lieferant

LEINSAMENCRACKER

50 g Leinsamen | 1 TL Fenchelsamen | 3 Thymi-
anzweige (oder ½ TL getrockneter Thymian) |
100 g Fenchel (oder Stangensellerie) |
60 g helle Misopaste | 100 g gemahlene Lein-
samen | je 50 g geschälte Hanfsamen und
Sonnenblumenkerne | Salz | 1 EL Garam Masa-
la | Currypulver (oder Ras el hanout)

Für 30 bis 40 Stück | 15 Min. Zubereitung |
20 Min. Einweichzeit | 50 Min. Trockenzeit im
Backofen oder 14 bis 16 Std. im Dörrgerät

1 Die Leinsamen und die Fenchelsamen in
150 ml Wasser etwa 20 Minuten einweichen. In
der Zwischenzeit Thymianblättchen von den
Zweigen streifen, Fenchel quer in dünne Scheiben schneiden, mit der Samenmischung und
der Misopaste in einen Universalzerkleinerer
oder einen Blitzhacker geben und pürieren, bis
ein weicher Teig entsteht. Gemahlene Leinsamen, geschälte Hanfsamen und Sonnenblumenkerne unterrühren. Mit Salz und Garam Masala
abschmecken.

2 Nun für die Ofenmethode den Teig auf einem
mit Backpapier ausgelegten Blech verstreichen
und mit nassen Händen etwas flach drücken.
Eine Folie darüberlegen und mit dem Nudelholz
2 mm dünn ausrollen. Die Folie abziehen und
mit einem Messerrücken die Cracker anzeich-
nen, sodass sie sich später gut brechen lassen.
Im Backofen bei 130 Grad Umluft 50 bis 55 Minuten knusprig backen.

3 Für das Trocknen im Dörrgerät Backpapiere
ausschneiden, die auf die Siebe des Gerätes
passen und am Rand noch etwas Platz frei lassen. Den Teig darauf verstreichen, wie beschrieben ausrollen und bei 40 Grad etwa 14 bis
16 Stunden trocknen. In Stücke brechen und
luftdicht abgeschlossen lagern.

Mediterraner Genuss

SIZILIANISCHE AUBERGINENTÖRTCHEN

1,5 kg Auberginen | 4 kleine Zwiebeln |
1,3 kg Tomaten | 200 ml Olivenöl | Salz | Pfef-
fer | Zucker | 1 Bund Basilikum | 200 g Seiden-
tofu | 150 g gemahlene Leinsamen und
2 EL mehr für die Formen | Salz | Pfeffer |
2 TL getrockneter Oregano

Zutaten für 4 bis 6 Personen | 25 Min. Zube-
reitung | insgesamt 2 Std. Backzeit

1 Ofen auf 220 Grad vorheizen (200 Grad Umluft). Auberginen und Zwiebeln schälen. Die Auberginen in 4 bis 5 cm große Würfel schneiden,
die Zwiebeln achteln. 700 g Tomaten waschen
und vierteln. Das vorbereitete Gemüse auf ein
mit Backpapier ausgelegtes Blech verteilen, mit
125 ml Olivenöl beträufeln und salzen. Das Gemüse circa 90 Minuten lang backen, bis es
weich und stark gebräunt ist. Währenddessen
ab und zu umrühren und immer wieder etwas
zusammenschieben, damit die trockenen Zwie-

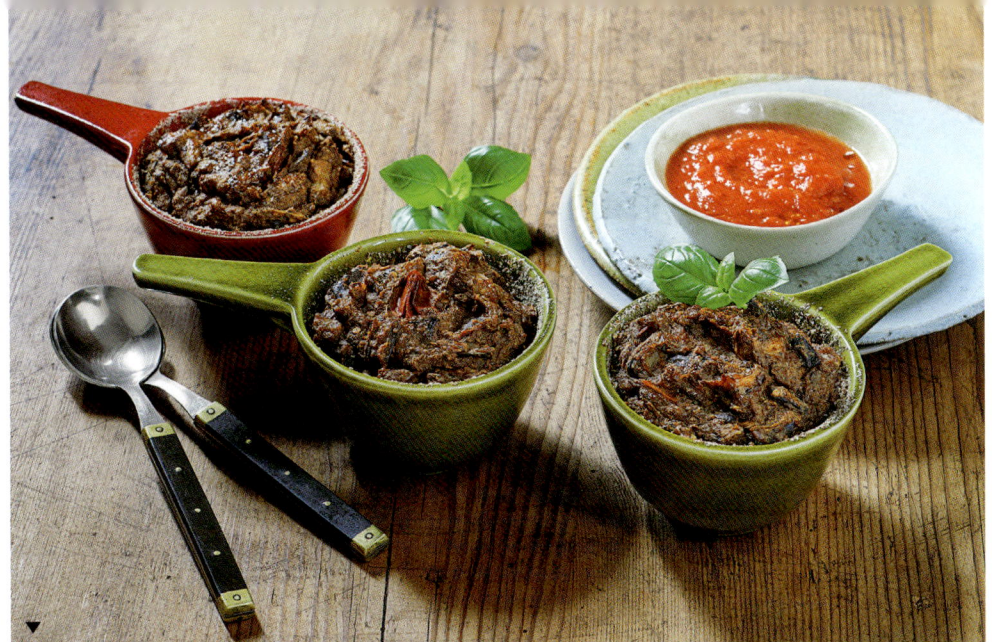

beln im Dunst der feuchten Tomaten garen können. Gemüse aus dem Ofen nehmen und etwas
abkühlen lassen.

2 Die Hitze auf 180 Grad reduzieren (160 Grad
Umluft). Basilikum zupfen. Die Hälfte der Gemü-
semischung mit Seidentofu und Basilikum pürieren. Leinsamen und restliches Gemüse unterrühren, mit Salz und Pfeffer abschmecken.
6 flache Weckgläser (etwa 300 ml Inhalt) oder
eine große Auflaufform ölen und mit Leinsamen
ausstreuen. Die Auberginenmasse in die Formen füllen, 25 bis 30 Minuten im Ofen auf der
mittleren Schiene backen.

3 Für die Sauce 600 g Tomaten waschen, mit
dem restlichen Olivenöl und dem Oregano fein
pürieren, mit Salz und Pfeffer würzen und mit einer Prise Zucker abschmecken (wer will, kann
die Sauce zusätzlich durch ein Sieb streichen,
dann sind keine Tomatenkerne mehr drin). Den

Auflauf aus dem Ofen nehmen und mit der
Sauce heiß servieren.

TIPP

LEINSAMEN STATT EI

In manchen Aufläufen kann Leinsamen sogar das Ei ersetzen:
Für jedes Ei 1 EL gemahlene Samen
mit 3 EL Wasser mischen und 2 bis
3 Minuten quellen lassen. Dann statt
Eiern unter den Auflauf mischen.
So entstehen keine luftigen Soufflés,
sondern eher cremige Aufläufe, die
ein wenig an englische Puddings erinnern – das perfekte Comfort Food für
trübes Wetter ...

HEIMISCHE SUPERFOODS

Es müssen nicht immer Exoten sein. Auch bei uns gibt es natürliche Topnahrungs-
mittel, die unsere Ernährung bereichern und meistens nicht mal teuer sind ...

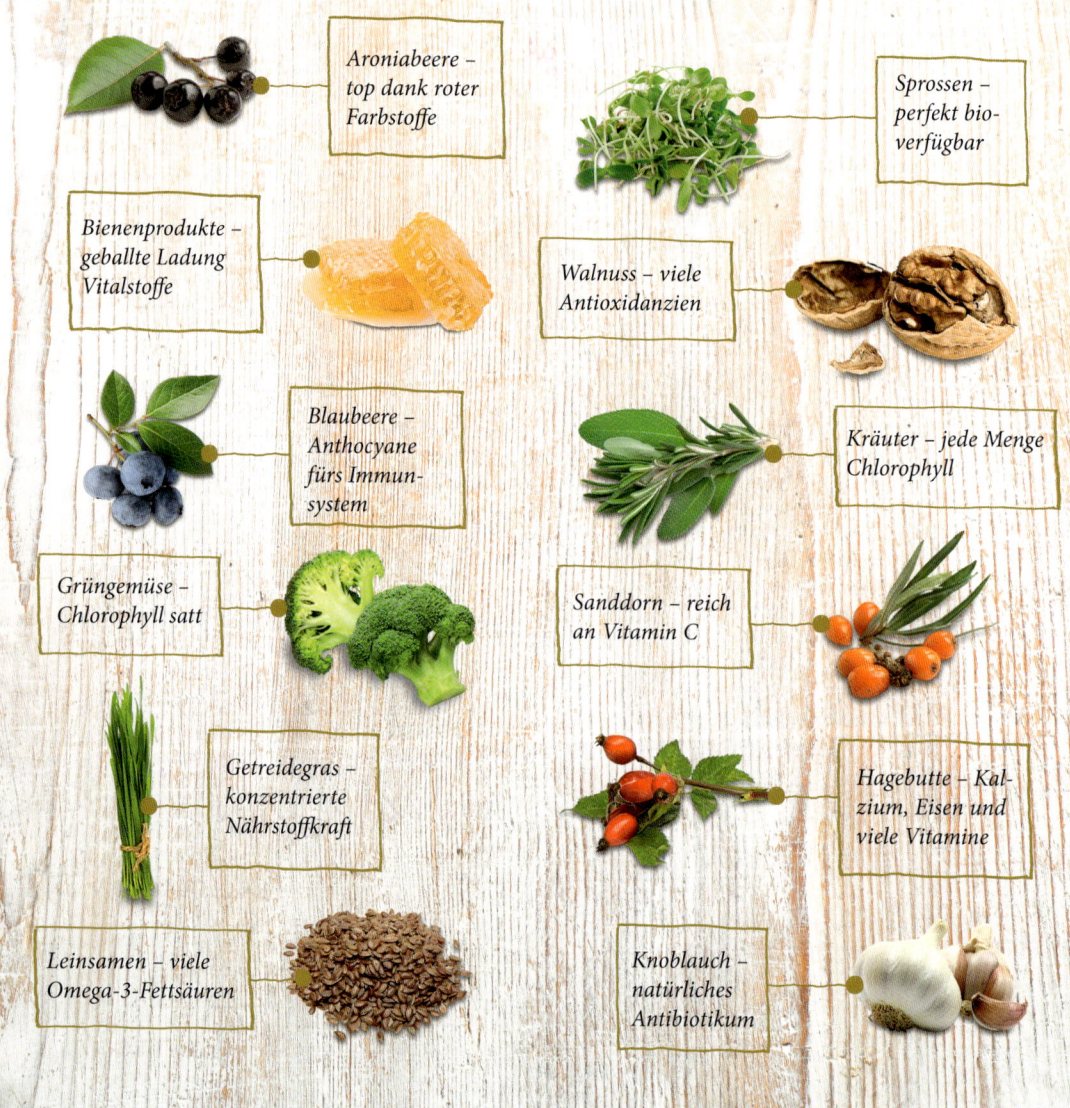

*Aroniabeere –
top dank roter
Farbstoffe*

*Sprossen –
perfekt bio-
verfügbar*

*Bienenprodukte –
geballte Ladung
Vitalstoffe*

*Walnuss – viele
Antioxidanzien*

*Blaubeere –
Anthocyane
fürs Immun-
system*

*Kräuter – jede Menge
Chlorophyll*

*Grüngemüse –
Chlorophyll satt*

*Sanddorn – reich
an Vitamin C*

*Getreidegras –
konzentrierte
Nährstoffkraft*

*Hagebutte – Kal-
zium, Eisen und
viele Vitamine*

*Leinsamen – viele
Omega-3-Fettsäuren*

*Knoblauch –
natürliches
Antibiotikum*

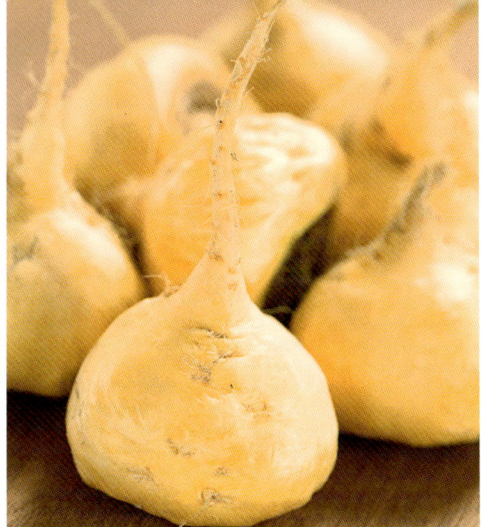

Pures Understatement: Die unscheinbare Macawurzel hat mehr zu bieten als man denkt.

Maca

Die Superwurzel wächst im Hochland der Anden auf etwa 4 000 Metern Höhe – dort, wo sonst nichts mehr gedeiht. Um in dieser Unwirtlichkeit zu überleben, entzieht sie dem Boden so viele Mineralien und Vitamine, wie sie nur kann. Das erklärt die besondere Kraft dieser Pflanze, die sie auch auf denjenigen übertragen soll, der sie isst. Das wussten schon die Inkas, die ihre »Königin der Anden« bereits vor 2000 Jahren anbauten. Botanisch gehört die Wurzelknolle zu den Kreuzblütlern, das heißt: Sie ist mit Brokkoli verwandt.

Hebt die Stimmung und gibt Kraft

Die Indianer Perus essen die Wurzel traditionell, um körperliche Energie, Ausdauer und Libido zu steigern. Auch bei uns wird Maca schon als »natürliches Viagra« eingesetzt. Laut einiger Studien kann es tatsächlich Sexualfunktionen und Fruchtbarkeit erhöhen – dafür verantwortlich sind wohl bestimmte Fettsäuren, die Alkamide, die generell das Hormonsystem stärken. So wirkt Maca bei Frauen auch ausgleichend in den Wechseljahren. Doch die tolle Knolle kann noch viel mehr: Sportler lieben sie als natürliches Mittel für den Muskelaufbau und die Kondition; Kopfarbeitern hilft sie beim Denken, weil sie das Gehirn besser arbeiten lässt. Sie macht resistenter gegen Stress, stärkt das Immunsystem, verhilft zu besserem Schlaf und hebt die Stimmung. Sie soll

WICHTIG

NUR EIN TEELÖFFEL

Maca ist hochpotente Nahrung mit großer Wirkung. Deshalb sollte es maßvoll dosiert werden. Am besten fangen Sie mit einem knappen halben Teelöffel am Tag an und steigern sich bis zu zwei Teelöffeln. Manche Menschen spüren anfangs leichte Nebenwirkungen wie Blähungen, wenn sie Maca zu sich nehmen. Dann die Dosis wieder herabsetzen. Der positive Effekt von Maca sollte nach zehn bis fünfzehn Tagen eintreten.

sogar Ängste und Depressionen lindern können. All das ist einem Mix an Inhaltsstoffen zu verdanken, der offenbar gerade in dieser Kombination besonders wirkungsvoll ist: Mineralstoffe, Vitamine – vor allem B-Vitamine einschließlich des für Vegetarier wichtigen B12 –, Aminosäuren, gesunde Fette. Außerdem enthält Maca viele Antioxidanzien, darunter einige seltene wie Phytosterole, die den Cholesterinspiegel senken, oder die erwähnten Alkamide. Letztere sind wahrscheinlich für die adaptogene Wirkung von Maca verantwortlich. Sie gleichen alle Funktionen im Organismus aus und erhöhen unser Energieniveau.

Wie Sie Maca verwenden

Die tolle Knolle gibt es im Internet, vielen Bioläden und Reformhäusern als Kapseln, Presslinge und Pulver. Ich plädiere für Pulver, weil es die für uns natürlichste Darreichung ist und man es prima in den Speiseplan integrieren kann.

Manchmal ist das Pulver auch in gelatinierter Form im Angebot. Beim Gelatinieren werden die schwer verdaulichen stärkehaltigen Teile der Wurzel entfernt: Heraus kommt ein Konzentrat, das leichter verstoffwechselt wird. Wählen Sie in jedem Fall ein Pulver in Bioqualität ohne Zusatz- oder Konservierungsstoffe. Lagern Sie es lichtgeschützt, kühl und trocken.

Der malzige, leicht süße Geschmack von Macapulver harmoniert mit Kokosnuss, Kakao und Vanille. Probiere Sie Maca als Zugabe für Müslis, Smoothies, Joghurt oder Desserts aus. Gemischt mit Mehl passt es auch gut in Kuchenteig.

INFO

WAS SIND ADAPTOGENE?

Die Macawurzel gehört zu den sogenannten Adaptogenen: Sie erhöhen die Fähigkeit des Körpers, sich an Belastungen anzupassen. In der Naturheilkunde gelten die Adaptogene als wertvolle Substanzen, die die Widerstandskraft des Organismus gegen starke Belastungen erhöhen, Alterungsprozessen entgegenwirken und die Selbstheilungskräfte anregen.

Das Besondere: Adaptogene sind immer genau dort aktiv, wo sie gerade auch gebraucht werden. Sie liefern Energie, aber überstimulieren nicht. So balancieren sie alle Funktionssysteme des Körpers aus und stabilisieren sie. Der Körper kommt ins Gleichgewicht und kann Stress besser verarbeiten. Auch Gojibeeren und Moringa wirken adaptogen.

Macht gute Laune

MACAEIS MIT ORANGENCARPACCIO

125 g Cashewkerne | 50 g Kokosöl | 125 g Ahornsirup | 1 EL Macapulver | 4 Orangen | 2 Stängel Minze

Für 6 bis 8 Portionen | 10 Min. Zubereitung | 4 Std. Kühlzeit (Eismaschine: 30 Min.) | mindestens 2 Std. Ruhezeit, besser 12 Std.

1 Cashewkerne mindestens 2 Stunden wässern, besser über Nacht.

2 Cashewkerne abgießen, abbrausen und abtropfen lassen. Kokosöl zerlassen und mit den Cashews, 100 g Ahornsirup, 125 ml Wasser und dem Macapulver sehr fein pürieren. Die Masse in eine Schüssel füllen und im Gefrierfach einfrieren. Sobald die Masse beginnt fest zu werden, häufiger umrühren. Wer eine Eismaschine besitzt, kann die Masse auch einfach in der Eismaschine gefrieren. Je nach Größe der Eismaschine muss man dafür die Eismenge eventuell verdoppeln.

3 Orangen mit einem scharfen Messer so schälen, dass dabei auch die innere weiße Haut entfernt wird. Anschließend die Früchte in dünne Scheiben schneiden und auf 6 bis 8 Tellern auslegen. Mit dem restlichen Ahornsirup beträufeln. Minzblättchen zupfen, in größere Stücke reißen und auf den Orangen verteilen. Das Eis ein paar Minuten bei Raumtemperatur weich werden lassen und auf dem Orangencarpaccio anrichten.

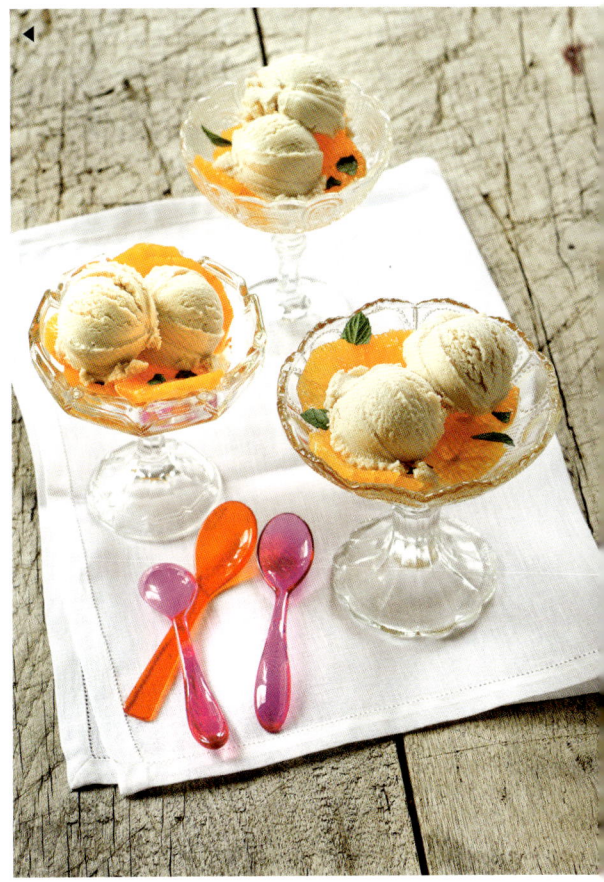

EIS-VARIANTEN

Ohne das Macapulver eignet sich die Masse als neutrale Basis für alle Creme-Eis-Typen: für Vanilleeis etwas Vanille oder Vanillezucker zugeben, für Schokoeis geschmolzene Schokolade, für Walnusseis grob gehackten Walnusskrokant. Dazu passen auch andere Fruchtzubereitungen, zum Beispiel die Lila Blaubeergrütze, die Sie auf Seite 46 finden.

Hilfe beim Stressabbau

SÜSSKARTOFFELPÜREE MIT MACA-DRESSING

1 kg Süßkartoffeln | 150 ml Gemüsebrühe |
Salz | Pfeffer | Kreuzkümmel
Für das Dressing: 1 EL Zitronensaft | 3 EL Mandelmilch | 1 EL Macapulver | 3 EL Rapsöl (oder Nussöl) | 1 Bund Koriander (oder Thai-Basilikum) | 50 g gemischte Sprossen

Für 4 Personen | 25 Min. Zubereitung |
ca. 1 Std. Garzeit

1 Ofen auf 200 Grad vorheizen (Umluft auf 180 Grad). Süßkartoffeln auf einem Blech 50 bis 70 Minuten backen, kurz abkühlen lassen, längs aufschlitzen und mit einem Löffel auskratzen. Gemüsebrühe in einem Topf aufkochen, mit Salz, Pfeffer und Kreuzkümmel kräftig würzen. Süßkartoffelstücke in die Brühe geben, mit dem Mixstab pürieren und abschmecken. Wer will, gibt ein paar Flöckchen Margarine/Butter dazu.

2 Für das Dressing Zitronensaft, Mandelmilch, Macapulver und Rapsöl verrühren, mit Salz und Pfeffer abschmecken. Koriander zupfen, Sprossen waschen, verlesen und abtropfen lassen.
3 Süßkartoffelpüree mit einer Mulde anrichten, das Dressing in die Mulde geben, sodass es lauwarm wird. Mit Koriander und Sprossen bestreuen und servieren.

PÜREE-VARIANTE

Warme Pürees mit kalter Vinaigrette können sehr erfrischend sein. Außerdem sind die kalten Saucen ideal, um hitzeempfindliche Superfoods mit heißen Gerichten zu kombinieren. Probieren Sie auch einmal ein Püree mit »normalen« mehligen Kartoffeln aus dem Ofen aus. Die Garzeit bleibt gleich, nur brauchen die Kartoffeln etwas mehr Flüssigkeit (250 ml). Außerdem wichtig: Sie sollten die Knollen nicht mixen, sondern mit einer Gabel zerdrücken oder mit einer Kartoffel- oder Spätzlepresse pürieren, denn Pürierstab und Mixer machen Kartoffelpüree leimig.

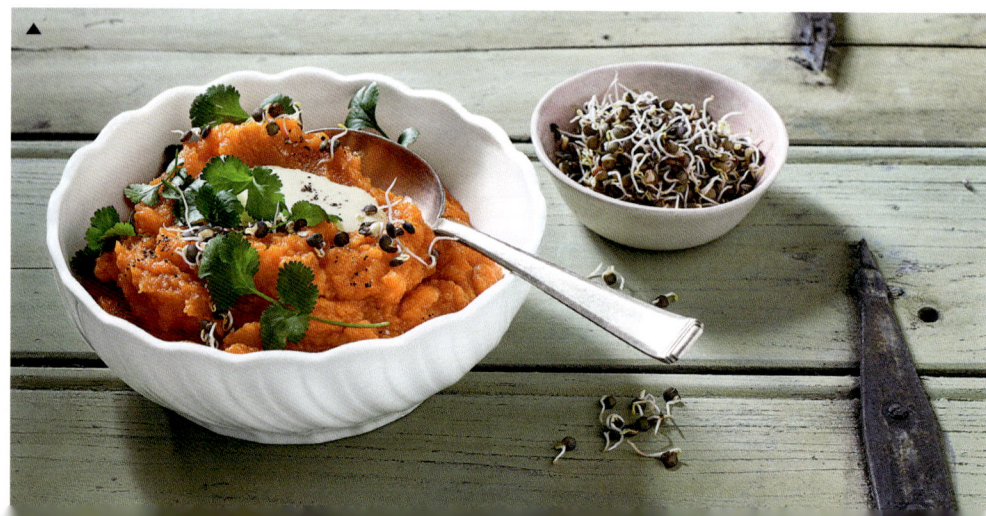

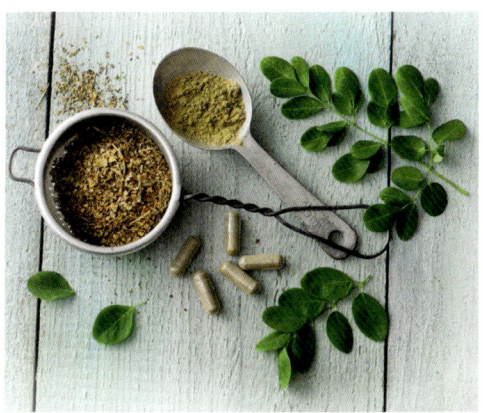

Im Ayurveda hat Moringa einen festen Platz. Die meiste Heilkraft steckt in den Blättern.

Moringa

Moringa oleifera ist ein neu entdeckter Star unter den Superfoods. Der Baum gilt als eine der nährstoffreichsten Pflanzen überhaupt. Verwendet werden Wurzeln, Rinde, Blüten und Samen, doch vor allem in den Blättern steckt die volle Nährstoffkraft. Schon im ersten Lebensjahr wächst der Moringabaum bis zu fünf Meter hoch. Ursprünglich stammt er aus der Himalayaregion Indiens, wo er auch »Baum des Lebens« genannt und seit Jahrtausenden in der ayurvedischen Heilkunst verwendet wird. Mittlerweile baut man Moringa auch in Afrika, der Karibik und auf Teneriffa an. Die Blätter schmecken leicht scharf nach Meerrettich, deshalb heißt die Pflanze in Europa auch Meerrettichbaum.

Der gesündeste Baum der Welt

Mehr Vitamine als Obst, mehr Mineralstoffe als Gemüse und mehr Eiweiß als ein Ei – Moringa trägt seinen Beinamen »Wunderbaum« nicht umsonst. Er gilt als eine der besten pflanzlichen Eiweißquellen überhaupt und ist in puncto Nährstoffe enorm vielfältig und reichhaltig aufgestellt. So enthält er zum Beispiel 46 verschiedene Antioxidanzien, die freie Radikale bekämpfen und das Immunsystem stärken. Zudem glänzt Moringa mit extraviel Chlorophyll und dann ist da noch Zeatin, das in großer Menge in den Moringablättern steckt. Zeatin sorgt dafür, dass die anderen Inhaltsstoffe vom Körper aufgenommen werden können. Es öffnet sozusagen die Zellen und

INFO

MORINGA MACHT WASSER SAUBER
Eine beeindruckende Fähigkeit haben auch die Samen des Moringabaumes: Sie können helfen, verschmutztes Wasser zu reinigen. In einigen Ländern Afrikas zerstoßen die Frauen Moringasamen, mahlen sie zu Pulver und säubern damit das oft schlammige Wasser aus Trinkwasserbrunnen. Wie das geht? Das Samenpulver verklumpt die Schmutzpartikel im Wasser so, dass man sie herausfiltern kann.

schleust die Vitalstoffe dorthin, wo sie benötigt werden. Dadurch können alle aktiven Stoffe noch besser wirken.

Moringa ist zudem ein Adaptogen, also eine der seltenen Heilpflanzen, die alle körperlichen Funktionen harmonisieren und ausgleichen ▸ siehe Seite 88. Wohl konkurrenzlos ist auch der außergewöhnlich hohe ORAC-Wert ▸ siehe Seite 24 von mehr als 50 000 ORAC-Einheiten pro 100 Gramm Moringapulver.

Im Vergleich punktet das Blattpulver von Moringa oleifera unter anderem mit folgenden Werten. Es enthält

• 2 x so viel Eiweiß wie Soja,
• 7 x so viel Vitamin C wie Orangen,
• 4 x so viel Vitamin A wie Karotten,
• 17 x so viel Kalzium wie Milch,
• 25 x so viel Eisen wie Spinat,
• 15 x so viel Kalium wie Bananen,
• 4 x so viel Vitamin E wie Weizenkeime.

Moringa wirkt gegen vorzeitige Zellalterung, Entzündungen und wird auch in der Krebstherapie eingesetzt. Es stärkt sämtliche Körperfunktionen, wirkt vitalisierend, stimmungsaufhellend und soll sogar Depressionen eindämmen können.

Zwar steht die Erforschung der Moringapflanze erst am Anfang, doch schon jetzt ist für Experten wie Professor Klaus Becker vom Tropenzentrum der Universität Hohenheim Moringa der »gesündeste Baum der Erde«, der in Zukunft außerordentlich hilfreich sein könne im Kampf gegen ernährungsbedingte Krankheiten und Mangelerscheinungen auf der ganzen Welt.

Wie Sie Moringa verwenden

Bei uns gibt es getrocknete Moringablätter und Blattpulver zu kaufen. Die Blätter eignen sich für Tee, der ein wenig wie Brennnesseltee schmeckt. Kaufen Sie möglichst Produkte mit EU-Biozertifizierung. Die hygienischen Bedingungen in den Anbauländern sind sehr unterschiedlich. Kühl, trocken, licht- und luftdicht aufbewahrt hält das Pulver zwei bis drei Monate. Sein leicht scharfer Geschmack verfeinert Suppen, Salate, Pestos, Säfte und Smoothies. Für eine Suppe für vier Personen etwa ein bis zwei Esslöffel Pulver nehmen. Täglich zwei bis drei Teelöffel Moringapulver pro Person sind generell ausreichend.

> **»Es gibt meines Wissens keine andere Pflanze, die sich in der Nährstoff- und Wirkstoffzusammensetzung mit Moringa oleifera messen kann.«**

PROF. DR. KLAUS BECKER, UNIVERSITÄT HOHENHEIM

Köstlicher Eiweißlieferant

ROTE-BETE-SALAT MIT MORINGA-CASHEW-CREME

125 g Cashewkerne | 100 ml Brottrunk | 2 EL Essig | 3 bis 4 EL Olivenöl | 1 TL Moringa-pulver | Salz | Pfeffer | 600 g Rote Beten | 2 Frühlingszwiebeln

Für 4 Personen | 20 Min. Zubereitung | 2-mal 12 Std. Ruhezeit | 90 Min. Garzeit

1 Cashewkerne mindestens 12 Stunden in Wasser einweichen. Anschließend abgießen und mit Brottrunk im Mixer cremig pürieren. Noch einmal mindestens 12 Stunden bei Zimmertemperatur ruhen lassen, dabei fermentiert die Creme ein wenig. Das muss zwar nicht sein, aber es entwickelt sich dabei mehr Geschmack. 1 TL Essig, Olivenöl und Moringapulver unterrühren, mit Salz und Pfeffer abschmecken.

2 Rote Beten so sauber waschen, dass man die Schale später mitessen kann. In eine ofenfeste Form geben, die so groß ist, dass die Knollen gerade hineinpassen, mit Alufolie oder einem Deckel zudecken und bei 200 Grad (Umluft 180 Grad) 90 Minuten auf mittlerer Schiene im Ofen garen.

3 Rote Beten aus dem Ofen nehmen, nach Belieben schälen. In möglichst dünne Scheiben schneiden oder hobeln und auf 4 Tellern verteilen, mit etwas Essig beträufeln. Frühlingszwiebeln putzen, waschen und in feine Ringe schneiden. Moringacreme auf den Roten Beten

verteilen, den Salat mit Frühlingszwiebeln bestreuen und servieren.

FÜR DEN VORRAT

Die Creme hält einige Tage im Kühlschrank. Sie können also auch größere Mengen vorbereiten. Ohne Moringa ist sie eine vegane Basis-Crème-fraîche.

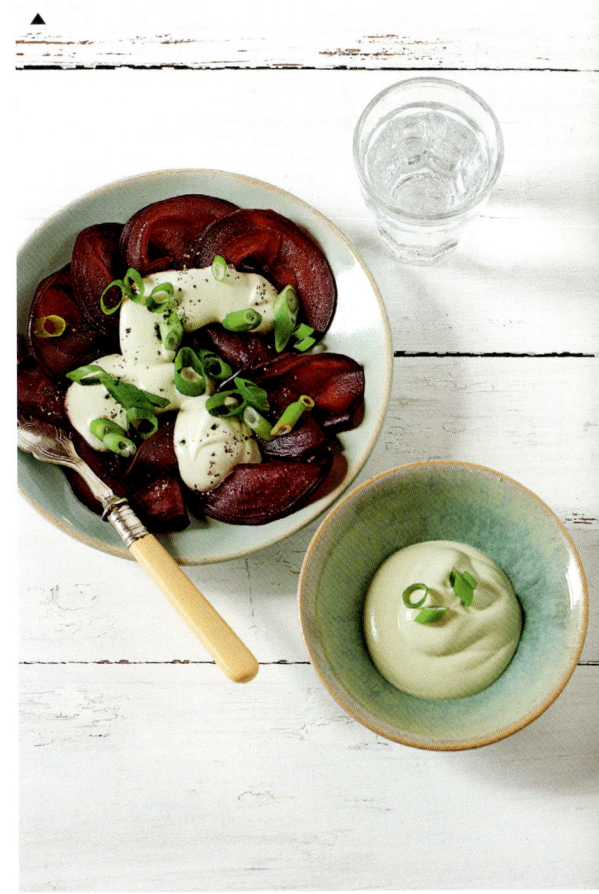

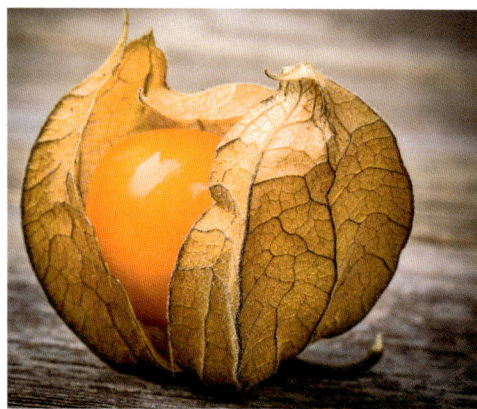

Hübsch anzusehen und gesund: Die Kapstachelbeere ist eine kleine Vitaminbombe.

Physalis

Wie ein kleiner Lampion wirkt sie mit ihrer papierartigen Hülle – die Physalis. Die kirschgroße orangefarbene Beere hat viele Namen: Andenbeere oder Inkapflaume verweisen auf ihre Herkunft in den Hochregionen Südamerikas. Ihr bekanntester Zweitname, Kapstachelbeere, bezieht sich auf Südafrika – dort wird sie schon seit Beginn des 19. Jahrhunderts angebaut. Die erfrischend säuerliche und gleichzeitig süße Beere ist ein Nachtschattengewächs, also mit der Tomate verwandt.

Für Sehkraft und gute Nerven

Die bei uns lange als Tellerdeko verkannte Beere hat es in sich: Vor allem ist sie eine gute Quelle für bestimmte Carotinoide, die unser Körper in Vitamin A umwandelt. Das fettlösliche Vitamin und starke Antioxidans unterstützt das Immunsystem und schützt die Sehkraft. Verstärkung bekommen die Carotinoide durch die Vitamine C und E, beide ebenfalls wichtige Radikalfänger. Dazu kommen noch jede Menge B-Vitamine, die gut für den Stoffwechsel, das Immunsystem und das Nervenkostüm sind. Weitere sekundäre Pflanzenstoffe wirken gegen Entzündungen, Pilze und Bakterien. Proteine sorgen für ein gleichmäßiges Energieniveau und ein Sättigungsgefühl. Volksheilkundler der Andenländer setzten die Inkabeere traditionell zur Stärkung und gegen Krankheiten wie Malaria, Asthma, Hepatitis und Rheumatismus ein.

Wie Sie Physalis verwenden

Frische Physalis gibt es das ganze Jahr über zu kaufen, die Hauptsaison ist aber von Dezember bis Juni. Werfen Sie einen genauen Blick auf die Hüllen – bei falscher Lagerung neigen sie zum Schimmeln. Deshalb sollten Sie in Folie verpackte Beeren zu Hause aus der Verpackung nehmen. Die Früchte peppen Obstsalate, Desserts und Müsli auf, harmonieren aber auch mit Herzhaftem wie Salaten oder Chutneys. Köstlich ist auch Physalisgelee oder -kompott. Inzwischen gibt es auch getrocknete Kapstachelbeeren, die Sie wie frische einsetzen können. Und wer sie pflückfrisch haben will, kann Physalis im eigenen Garten anpflanzen.

Macht satt und schmeckt

GRÜNKOHL-PHYSALIS-KUCHEN MIT WALNUSS

3 EL getrocknete Physalis | 200 g Dinkelvollkornmehl | 1 EL Zucker | 1 Prise Salz | 120 g Margarine (oder Butter) | 400 g Grünkohl (oder ein anderes Blattgemüse, z. B. Wirsing oder Mangold) | 300 g Zwiebeln | 3 EL Walnusskerne | Muskat | 400 g gekochte weiße Bohnen | Pfeffer | 100 g veganer Gratinkäse (oder anderer geriebener Käse oder Cashewkäse)

Für 1 Quiche | 35 Min. Zubereitung | 30 Min. Ruhezeit | 30 Min. Backzeit

1 Physalis in 100 ml lauwarmem Wasser einweichen. Dinkelmehl, Zucker, Salz und Margarine in eine Schüssel geben, 3 EL Wasser zugeben, alles mit den Fingerspitzen verkrümeln und dann zu einer Kugel formen. Zudecken und 30 Minuten im Kühlschrank ruhen lassen.

2 Grünkohl waschen und abtropfen lassen. Dicke Rippen aus den Blättern herausschneiden, den Rest der Blätter in Streifen schneiden, dabei bleiben etwa 250 g Grünkohl übrig. Zwiebeln abziehen, halbieren und in Scheiben schneiden. Walnusskerne grob hacken. Alles zusammen mit 4 bis 5 EL Wasser und einer Prise Salz und Muskat 10 Minuten zugedeckt dünsten.

3 Bohnen mit dem Einweichwasser der Physalis pürieren, zwei Drittel der Physalis untermischen, mit Salz und Pfeffer abschmecken.

4 Ofen auf 210 Grad (190 Grad Umluft) vorheizen. Ein Ofenblech mit Backpapier auslegen, den Teig dünn ausrollen, das Blech damit auslegen. Mit einer Gabel einige Löcher in den Teigboden stupfen. Grünkohl und Bohnencreme auf dem Teigboden verteilen. Mit Käse bestreuen und auf der untersten Schiene des Backofens 30 Minuten backen.

5 Kurz abkühlen lassen, mit den restlichen Physalis bestreuen und zusammen mit einem frischen Salat servieren.

TIPP

CASHEWKÄSE SELBST GEMACHT
Für Gratin, Quiche und Pizza ist dieser Cashewkäse gut geeignet: 60 g Cashews 12 Stunden einweichen. Anschließend abgießen, abbrausen und abtropfen lassen. Mit 165 g Soja-Naturjoghurt, 100 ml Brottrunk und 1 TL Salz (5 g) cremig mixen. Mit 1 TL Stärke (5 g) unter Rühren etwa 3 Minuten einkochen, bis die Masse cremig-zäh wird. Abkühlen lassen. Die Masse wird zwar nicht fest wie Mozzarella, Sie können den Cashewkäse aber ähnlich wie Mozzarella zum Überbacken verwenden.

Unterstützung fürs Immunsystem

»PANNA COTTA« MIT PHYSALIS

100 g Cashewkerne | 50 g Kakaobutter |
6 EL Kokosblütennektar (oder Ahorn- oder
Agavensirup) | 1 EL Sojasahne (oder Seiden-
tofu) | 200 ml Mandelmilch (oder andere
Nussmilch) | 200 g Himbeeren (TK oder
frisch) | 200 g frische Physalis

Für 6 bis 8 Portionen | 15 Min. Zubereitung |
mindestens 2 Std. Ruhezeit | 1 Std. Kühlzeit

1 Zuerst die Cashewkerne mindestens 2 Stunden lang in Wasser einweichen, besser noch
über Nacht, dann wird die Creme später feiner.
Cashewkerne abgießen, abbrausen und abtropfen lassen. Kakaobutter zerlassen und mit den
Cashews und 4 EL Kokosblütennektar, Sojasahne und Mandelmilch sehr fein pürieren. In 6 bis
8 kleine Gläschen verteilen und eine knappe
Stunde in den Tiefkühler stellen, bis die Creme
bindet. Danach im Kühlschrank aufbewahren.
2 Himbeeren mit restlichem Kokosblütennektar
in den Mixer geben und diesen etwa 10 Minuten
laufen lassen – oder die Masse mit dem Pürierstab mixen. Dabei bekommt die Sauce eine
natürliche Bindung. Anschließend durch ein
Sieb streichen, um die Kerne zu entfernen. Physalis aus den Hüllen drehen, kurz waschen, abtropfen lassen und halbieren. Mit der Himbeer-
sauce mischen, auf der »Panna cotta« verteilen
und servieren.

Unser Rezept ist ein Grundrezept. Sie können es leicht variieren, zum Beispiel indem
Sie Mandelmilch mit Vanillearoma verwenden oder die »Panna cotta« mit einer Prise
Zimt oder Lebkuchengewürz abschmecken.
Die Creme schmeckt am besten bei Zimmertemperatur, die Gläschen also wenn möglich
mindestens eine halbe Stunde vor dem Servieren aus dem Kühlschrank nehmen.

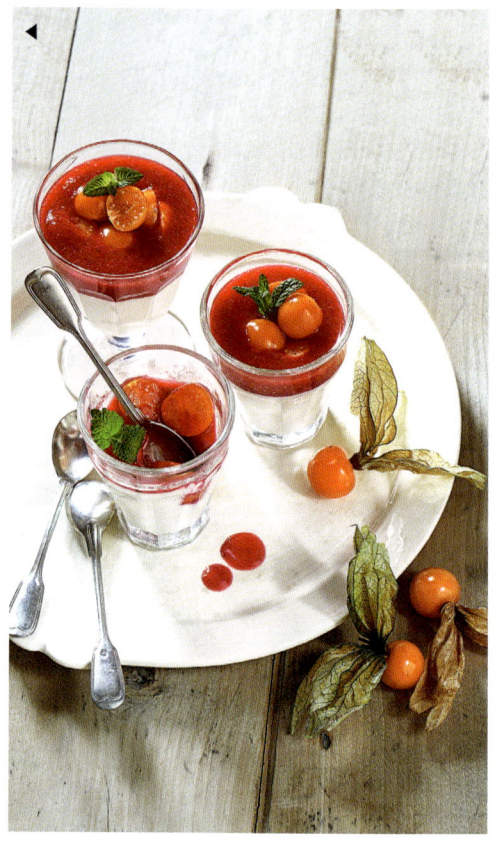

Quinoa

Diese Pflanze zählt zu den nährstoffreichsten Nahrungsmitteln der Welt. Bereits seit 6000 Jahren wird Quinoa entlang der Anden angebaut. Die Inkas nannten sie »die Mutter aller Getreide«, obwohl Quinoa gar kein Getreide ist, sondern ein sogenanntes Pseudogetreide – verwandt mit Spinat, Mangold und Roter Bete. Gegessen werden meist die getreideähnlichen Samen. In den Ursprungsländern wie Bolivien, Ecuador und Peru bereitet man aus den Blättern auch Salat zu. Das »Inkakorn«, wie die Pflanze auch genannt wird, wächst schnell und ist sehr robust. In Zukunft soll Quinoa deshalb im Kampf gegen den Hunger auf der Welt auch außerhalb Mittel- und Südamerikas angebaut werden.

» Quinoa ist ein Schatz für die Welternährung.«

JOSÉ GRAZIANO DA SILVA, DIREKTOR DER WELTERNÄHRUNGSORGANISATION FAO

Volle Proteinpower für gute Laune

Was Proteine angeht, liefert Quinoa das Komplettprogramm: Als eine der sehr wenigen Pflanzen weist sie alle essenziellen Aminosäuren auf, die der Körper mit der Nahrung aufnehmen muss und die sonst so vollständig fast nur in tierischen Produkten stecken. Aber sie ist viel leichter verdaulich und enthält weit weniger Fett als die meisten Fleischsorten. Nicht nur für Vegetarier also eine gute Alternative in puncto Proteinaufnahme. Zumal das Korn noch mit einer ganzen Reihe an Mineralien und B-Vitaminen punktet, durch die der Körper das gelieferte Eiweiß noch besser verwerten kann und die auch noch weitere positive Wirkun-

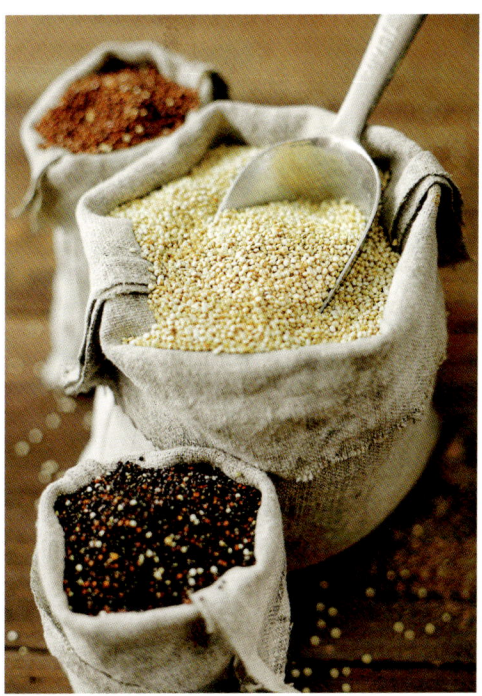

Quinoa gibt es in drei Farbvarianten. Bei der Auswahl ist auch die Optik entscheidend.

gen haben. So entspannt der hohe Gehalt an Magnesium die Muskeln, senkt den Bluthochdruck, mindert Stress und verbessert den Schlaf. Auch Tryptophan, eine der essenziellen Aminosäuren, sorgt für guten Schlaf und verbessert zudem die Stimmung, weil es die Bildung des Wohlfühlhormons Serotonin fördert.

Viele mehrfach ungesättigte Fettsäuren sind gut für Cholesterinspiegel, Kreislauf und Herz. Der niedrige glykämische Index des Superkorns lässt den Blutzuckerspiegel nach dem Essen nur langsam ansteigen. Das hält schlank. Dazu tragen auch die vielen Ballaststoffe bei, die gut sättigen und die Verdauung in Schwung halten. Quinoa ist außerdem glutenfrei, also auch eine tolle Alternative bei Getreideunverträglichkeit und Candida-Infektionen.

Wie Sie Quinoa verwenden

Die klassische Variante des Inkakorns ist gelb, die rote schmeckt etwas nussiger, die schwarze ist bissfester. Alle drei können gekocht, zu Mehl verarbeitet oder wie Popcorn gepoppt werden. Gepoppt gibt es Quinoa auch fertig zu kaufen – es schmeckt besonders gut im Müsli. Bei Raumtemperatur licht- und luftgeschützt aufbewahrt hält sich das Korn bis zu einem Jahr.

KOCHEN, RÖSTEN, SCHROTEN

Gekocht wird Quinoa wie Reis – also in der doppelten Menge Wasser etwa 20 Minuten lang köcheln lassen. Das Ganze sollte dann luftig-leicht sein, aber noch etwas Biss haben. Besonders nussig schmecken die Samen, wenn sie vor dem Kochen geröstet werden. Streuen Sie geröstete Körner über Salate oder den Frühstücksbrei. Fürs Müsli können Sie Quinoa auch roh statt Getreide verwenden – einfach vorher schroten und dann einweichen.

Sie merken es schon: Das wunderbare Korn ist in der Küche unheimlich vielfältig einsetzbar. Es schmeckt mal süß und mal salzig, es kann wie Reis oder Couscous als Beilage verwendet werden, taugt aber ebenso als Hauptgericht, als Salat und in einer Gemüsepfanne. Oder backen Sie doch auch einmal Ihre Pfannkuchen, Aufläufe und Süßspeisen mit Quinoa.

WICHTIG

GUT WASCHEN

Quinoa etwa 5 Minuten in Wasser einweichen und dann gründlich mit frischem Wasser waschen, so verschwinden die bitteren Saponine an den Außenschalen. Das sind sekundäre Pflanzenstoffe, die in wässriger Lösung Schaum bilden. Sie schützen die Pflanzen vor Insektenfraß und schmecken deshalb leicht bitter. Giftig sind sie nicht.

Genießen & wohlfühlen
BUNTER QUINOASALAT

250 g Quinoa | 1 Gurke | 4 Stängel Staudensellerie | 1 Bund Koriander
Für die Sauce: 4 EL weißer Sesam | 1 Zitrone | 1 EL Zitronenmarmelade (oder Quittengelee oder andere Marmelade) | 1 bis 2 TL Bio-Thai-Currypaste (aus dem Bioladen, nicht Asienladen, denn die sind meist voller Chemie) | 30 g frischer Ingwer | Salz | Pfeffer | 3 EL Rapsöl (evtl. 1 EL durch Kürbiskernöl ersetzen)

Zutaten für 4 Personen | 30 Min. Zubereitung

1 Quinoa 5 Minuten in eine Schüssel mit Wasser geben. Dann in einem Sieb abspülen, abtropfen lassen und anschließend in einem kleinen Topf mit 500 ml Wasser 15 bis 17 Minuten zugedeckt kochen, die Herdplatte ausschalten und noch 5 Minuten nachziehen lassen. Quinoa vom Herd nehmen, mit einer Gabel auflockern, abkühlen lassen.

TIPP

QUINOAKEIMLINGE
Sie können Quinoasamen auch keimen lassen. Dazu müssen die Samen mehr als 24 Stunden in Wasser eingeweicht werden. Dann die Keimlinge gut abwaschen und wie Sprossen verwenden.

2 Die Gurke schälen, längs vierteln, das Kernhaus herausschneiden und beiseitelegen. Gurkenstreifen quer in Scheiben schneiden. Staudensellerie putzen, waschen, in dünne Scheiben schneiden. Koriander zupfen.

3 Für die Sauce den Sesam in einer Pfanne anrösten, bis die Körner hellbraun werden, dabei oft umrühren. Abkühlen lassen und im Blitzhacker schroten. Zitrone heiß waschen, abtrocknen und die Schale fein abreiben, den Saft auspressen. Mit Marmelade und Currypaste verrühren. Ingwer schälen, reiben oder hacken und in die Sauce mischen. Gurkenkernhaus zugeben und alles mixen. Mit Salz und Pfeffer abschmecken, Öl und Sesam unterrühren. Mit Quinoa, Gurke und Sellerie mischen, mit Koriander bestreuen und servieren.

DAS AUGE ISST MIT
Es gibt braunen, roten und schwarzen Quinoa. Die roten und schwarzen Körner sehen besonders hübsch aus, ihre Garzeiten sind etwas länger. Probieren Sie unseren Salat auch einmal mit Canihua, einem engen Verwandten des Amaranth. Canihuasamen sind kleiner als die von Quinoa, haben eine knackige Konsistenz und einen aromatisch nussigen Geschmack. Die Kochzeit und die Flüssigkeitsmenge bleiben so wie im Rezept für hellen Quinoa angegeben.

Wärmend und proteinreich

MISOSUPPE MIT QUINOA UND SPINAT

200 g Quinoa | 1,2 l Gemüsebrühe | 2 Frühlingszwiebeln | 200 g Blattspinat (frisch oder TK) | 2 bis 3 rote Peperonischoten | Salz | 3 EL Sojasauce | ½ reife Avocado | 80 g Miso (z. B. rotes Aka-Miso oder helles Shiro-Miso) | 1 Limette

Für 4 Personen | 25 Min. Zubereitung

1 Quinoa in eine Schüssel mit Wasser geben und 5 Minuten einweichen. Dann in einem Sieb gründlich abspülen, abtropfen lassen und etwa 20 Minuten in der Brühe kochen. In der Zwischenzeit Frühlingszwiebeln putzen, dabei Wurzeln und welke Teile entfernen. Die Zwiebeln in mittelfeine Ringe schneiden. Spinat waschen und abtropfen lassen, große Blätter etwas kleiner schneiden. Spinat mit den Frühlingszwiebeln in die Brühe geben.

2 Peperoni ebenfalls in Ringe schneiden, salzen und leicht drücken, mit Sojasauce in ein Schälchen geben. Avocado halbieren, das Fruchtfleisch in lockeren Spänen herauslöffeln.

3 Miso in einer Schüssel mit etwas heißer Brühe cremig rühren, die Misocreme in die Suppe rühren. Avocado in der Suppe nur noch warm werden lassen. Auf Teller verteilen und mit Peperoniringen und Limettenspalten servieren.

VARIANTE MIT TOFU

Ganz klassisch passen 200 Gramm gewürfelter Seidentofu sehr gut mit in die Suppe.

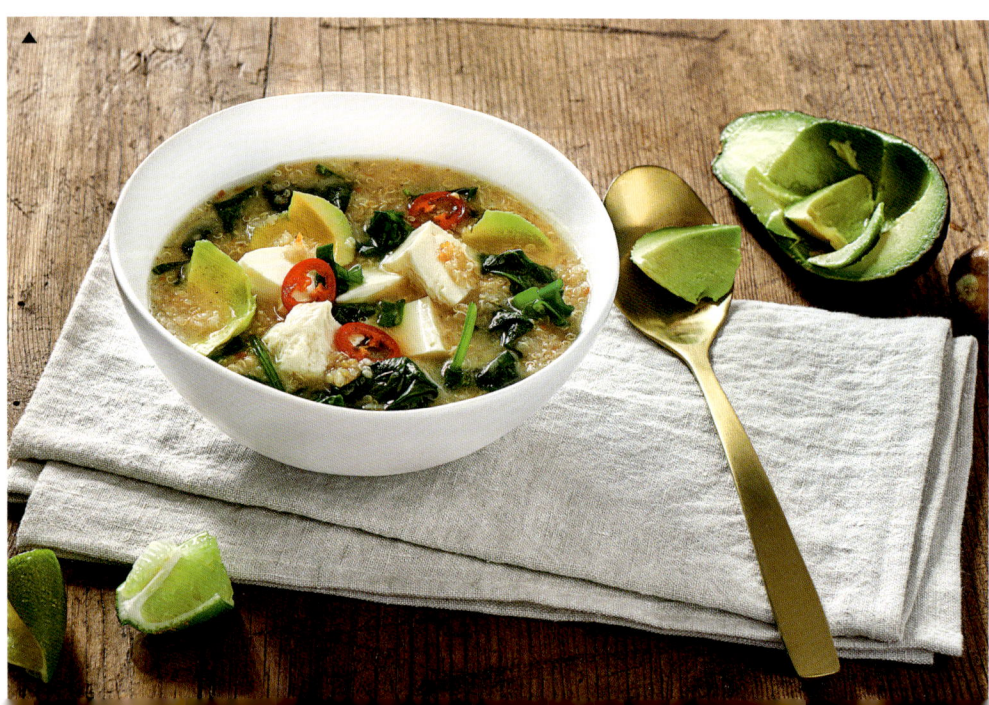

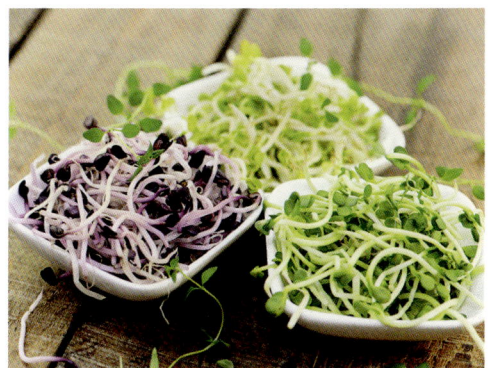

Brokkoli, Mais, Rettich oder Erbsen – Sprossen bieten eine große geschmackliche Vielfalt.

Sprossen

Die kleinen Wachstumswunder sind aktive Vitalnahrung in Reinkultur. Ihr Geheimnis: Sobald ein Pflanzensamen mit Wasser und Licht in Berührung kommt, erhöht sich beim Keimen sein Vitamin- und Mineralstoffgehalt um ein Vielfaches. In Sprossen steckt im wahrsten Sinne lebendige Energie. Das ganze Jahr hindurch liefern sie uns preiswert und ganz unkompliziert frischestes, saftiges Grün!

Kleine Kraftprotze der Natur

Vitamine, Mineralien, Proteine, Enzyme, sekundäre Pflanzenstoffe – Sprossen weisen dieselben antioxidativen Stoffe auf wie die ausgewachsenen Pflanzen. Aber in hochkonzentrierter Form und in perfekter Bioverfügbarkeit ▸ siehe Seite 9. Unter dem

Strich ist der Nährstoffgehalt der Sprossen für uns deshalb sogar höher als der der ausgewachsenen Pflanze.

Während des Keimens explodiert im Samen die Aktivität der Enzyme, der Vitamingehalt steigt um bis zu 500 Prozent, ähnlich ist es bei den anderen Vitalstoffen. Die meisten Sprossen bestehen zu 20 bis 30 Prozent aus Protein, das vom Organismus sehr gut aufgenommen werden kann. Noch dazu sind Keimlinge leichter verdaulich als die ausgewachsenen Pflanzen und haben praktisch keine Kalorien.

Wie Sie Sprossen verwenden

Heute gibt es viele Sprossen auch im Supermarkt. Kaufen Sie Bioware und achten Sie auf absolute Frische: Weil Sprossen es zum Keimen warm und feucht brauchen, sind sie auch Nährboden für Bakterien. Frische ist also unerlässlich.

Oder Sie ziehen Sprossen gleich selbst. Das ist einfach, preiswert, macht Spaß und Sie können sicher sein, dass die Keimlinge wirklich frisch sind. Eine Anleitung dazu

WICHTIG

FRISCH UND SAUBER
Verwenden Sie Sprossen immer so rasch wie möglich und waschen Sie sie vor dem Verzehr gründlich.

finden Sie im Kasten unten. Eigentlich lassen sich aus fast allen Samen, Getreiden oder Hülsenfrüchten gut Sprossen ziehen. Besonders gesund sind Sprossen aus Brokkoli, Daikon-Rettich, Hirse und Quinoa. Überall zu bekommen sind auch Sprossen von Alfalfa, Mungbohnen, Radieschen, Kichererbsen, Linsen, Rucola, Sonnenblumenkernen, Buchweizen, Bockshornklee, Mais, Kresse und Erbsen. Probieren Sie auch einmal aus, Sprossen aus Chiasamen zu ziehen. Die Sprossen schmecken in etwa so wie später die ausgewachsene Pflanze – von mild bis scharf ist also einiges geboten. Entsprechend vielseitig lassen sie sich einsetzen: Sie schmecken auf belegten Broten, in Salaten, Smoothies und Suppen und passen als gesunde Dekoration auf viele Gerichte. Ganz leicht gedünstet sind sie eine kleine, aber feine Gemüsebeilage.

TIPP

SPROSSEN SELBST ZIEHEN

Sie brauchen keinen Garten, keinen Balkon und auch keine Erde – für die eigene Sprossenzucht genügen keimfähige Samen, Wasser, Einmachglas, Seihtuch und Gummiband (oder Keimgläser mit Sieb aus dem Bioladen oder Internet). Die Keimzeit beträgt bei den meisten Samen 3 bis 5 Tage, Quinoasamen sind schon nach etwa 2 Tagen so weit.
Und so geht es:

- Etwa eine Tasse Samen gut abspülen, dabei vorsichtig alle beschädigten Samen entfernen.
- Die Samen in ein leeres, mit heißem Wasser gut ausgespültes Einmachglas füllen und ungefähr die doppelte Menge Wasser (am besten abgekocht) dazugießen.
- Das Seihtuch mit Gummiband als Deckel am Glas befestigen. Über Nacht quellen lassen.
- Am Morgen das Wasser durchs Seihtuch abschütten, Samen mit frischem Wasser gut abspülen.
- Glas umgedreht – damit das Wasser ablaufen kann – an einen warmen Ort ohne direktes Sonnenlicht stellen.
- Zweimal täglich wässern, bis die Samen anfangen zu keimen.
- Jetzt die Sprossen noch einige Stunden in die Sonne stellen, damit sie Chlorophyll produzieren.
- Und nun am besten gleich verzehren oder in einem gut verschlossenen Behälter im Kühlschrank höchstens drei Tage lagern.

Gute Bioverfügbarkeit

GLÜCKSROLLEN MIT SPROSSEN UND TEMPEH

100 g dünne runde Reisnudeln (Spaghetti-form) | 1 Bund gemischte asiatische Kräuter (z. B. Koriander, Thai-Basilikum, Minze oder Perillakraut) | 100 g gemischte Sprossen | 4 Kopfsalatblätter | 1 EL Zucker (oder Ahorn- oder Agavensirup) | 2 EL Limettensaft | 6 EL Sojasauce | 200 g Tempeh | 1 bis 2 EL Stärke | 2 EL Öl | 8 bis 10 Reisblätter mit ca. 16 cm Durchmesser

Zutaten für 4 Portionen (8 Stück) | 30 Min. Zubereitung | ca. 30 Min. Einweichzeit

1 Reisnudeln nach Packungsanweisung etwa 30 Minuten in kaltes Wasser legen. Abgießen und in 1 bis 2 Minuten bissfest kochen, wieder abgießen, abschrecken, abtropfen lassen und abkühlen. Kräuter, Sprossen und Salat waschen, die Kräuterblättchen zupfen, Sprossen verlesen, dicke Blattrippen aus den Salatblättern heraus-schneiden. Zucker, Limettensaft und 3 EL Soja-sauce verrühren, Nudeln, Sprossen und Kräuter damit mischen.

2 Tempeh in fingerlange, etwa 1 cm dicke Strei-fen schneiden, erst in der Stärke, dann in der restlichen Sojasauce wenden. Mit dem Öl in ei-ner beschichteten Pfanne bei mittlerer Hitze etwa 4 Minuten braten, einmal wenden.

3 Die Reisblätter nacheinander in eine Schüs-sel mit kaltem Wasser legen. Nach 2 bis 3 Minu-ten werden die Blätter formbar, jetzt alle Reis-blätter herausnehmen, abtropfen lassen und nebeneinander auf Küchentücher legen. Mit ei-nem weiteren Tuch oder Küchenpapier die Blät-ter locker trocken tupfen. Jeweils ein Salatblatt und etwas Füllung auf die untere Hälfte jedes Reisblattes legen. Reisblätter von den Seiten zur Mitte hin umschlagen, eng einrollen.

DER PASSENDE DIP

Als Dip schmecken gut dazu: eine einfache gekaufte süßscharfe Chilisauce oder der Pfirsich-Ingwer-Dip und die Trauben-Algen-Sauce von Seite 68.

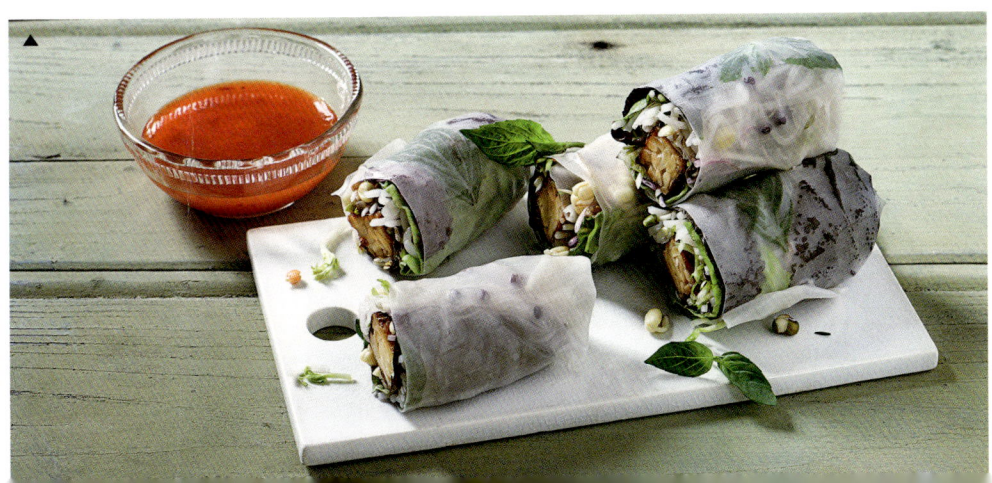

Walnuss

Sie schmeckt cremig-zartbitter, ist perfekt für den kleinen Energiekick zwischendurch und passt wunderbar sowohl zu Süßem als auch zu Pikantem: Die Walnuss wächst an einem imposanten Baum, der schon im alten Rom eine religiöse Kultpflanze war. Sein botanischer Name *Juglans Regia* bedeutet königliche Frucht des Jupiters. Ursprünglich stammt der Walnussbaum aus Mittelasien, inzwischen ist er aber auch in Mitteleuropa verbreitet. In großem Stil angebaut werden Walnüsse heute vor allem in Kalifornien und in China.

Power für Gehirn und Kreislauf

Auch in puncto Inhaltsstoffe ist die Walnuss eine wahre Königin: Keine andere Nuss enthält so viele Antioxidanzien und Omega-3-Fettsäuren. Zwar steckt in Walnüssen bis zu 60 Prozent Fett, doch weil der größte Teil aus wertvollen essenziellen Fettsäuren besteht, setzt sich dieses Fett nicht auf die Hüften, sondern tut Gutes: Die Fettsäuren schützen das Herz, regulieren die Blutfettwerte – also den Cholesterinspiegel – und den Blutdruck. Sie unterstützen generell die Blutgefäße, weshalb Walnüsse auch Supernahrung fürs Gehirn sind.

Und was die Antioxidanzien angeht: Walnüsse müssen sich diesbezüglich nicht hinter Blaubeeren und anderen dunklen Beeren verstecken. Ein schlagkräftiger Mix aus Vitamin E, Selen und weiteren Vitalstoffen bekämpft freie Radikale wirksam. Dazu kommt eine geradezu rekordverdächtige Menge an Ellagsäure, eine weitere Geheimwaffe gegen Bakterien, Viren und möglicherweise sogar Krebszellen. Deshalb sollen die Nüsse auch hervorragend zur Entgiftung geeignet sein. Weil unser Darm Ellagsäure aber nur in geringen Mengen aufnehmen kann, sollten Sie am besten über den Tag verteilt immer wieder ein bis zwei Nüsse essen und nicht die Tagesration – eine kleine Handvoll – auf einmal.

Walnüsse sind reich an B-Vitaminen, Magnesium, Kalium, Zink und Phosphor und ihr hoher Eiweißanteil macht sie auch für Vegetarier und Veganer interessant. Die Kerne sind wahre Kraftpakete für Herz, Kreislauf und das ganze Nervensystem. Zudem sollen sie das Risiko stark senken, an Diabetes Typ 2 zu erkranken.

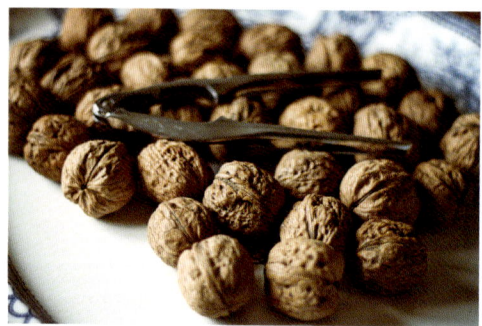

Reiche Ernte aus dem eigenen Garten: Walnussbäume gedeihen auch in unseren Breiten.

Wie Sie Walnüsse verwenden

Kaufen Sie Walnüsse so frisch wie möglich und am besten in der Schale. Dann kühl aufbewahren und zügig verbrauchen. Bis zu einem Monat halten sich die Nüsse im Kühlschrank, im Tiefkühlfach können Sie sie geschält auch länger lagern. Fertig gehackte oder gemahlene Walnüsse versuche ich nicht zu kaufen, die Kerne werden in diesem Zustand zu schnell ranzig.

Die nahrhaften Nüsse peppen das Müsli, Desserts, Eis oder Obstsalat auf. In würzige Salate und ins Pesto passen sie ebenfalls prima. Auch Brot- und Kuchenteige werden

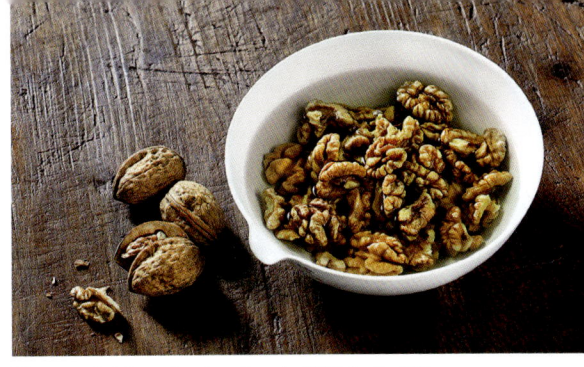

Eingeweicht und getrocknet: Aktivierte Nüsse sind leichter verdaulich und noch gesünder.

durch Walnüsse bereichert. Leicht geröstet und karamellisiert sind die Nüsse besonders delikat. Allerdings gehen beim Erhitzen einige der wertvollen Inhaltsstoffe verloren.

TIPP

AKTIVIERTE NÜSSE

Weichen Sie Walnüsse und andere Nüsse und Samen vor dem Verwenden mehrere Stunden in warmem Wasser ein – am besten über Nacht. Danach gründlich mit frischem Wasser abspülen. In Nüssen und Samen stecken Enzymhemmer, die sie am Keimen hindern sollen, wenn sie zum Beispiel von Regentropfen berührt werden. Diese Enzymhemmer machen es unserem Körper schwer, rohe Nüsse zu verdauen. Das Einweichen schaltet die Enzymhemmer aus, gleichzeitig werden andere, fürs Keimen wichtige Enzyme freigesetzt. Diese erhöhen die Konzentra-

tion der Vitamine, besonders der B-Vitamine. So werden Nüsse, Kerne und Samen viel leichter verdaulich und wir können ihre wertvollen Nährstoffe auch besser aufnehmen.

In der Küchenpraxis ist das Einweichen der Nüsse günstig für rohe Kuchenteige, Pralinen oder wenn die Nüsse beispielsweise für Pestos püriert werden sollen. Wenn Sie die Nüsse knabbern wollen, lassen Sie sie einfach vorher wieder trocknen – eventuell im Dörrgerät. Ich finde, die so aktivierten Nüsse schmecken auch besser und aromatischer.

Kraft für Herz und Kreislauf

SPAGHETTI MIT WALNÜSSEN

125 g Walnusskerne | 3 EL Olivenöl |
400 ml Gemüsebrühe | 4 Knoblauchzehen |
2 Tomaten | 3 EL Weißwein | 0,1 g Safranfäden
(= 1 Döschen) | Salz | Pfeffer | 400 g Kamut-
Spaghetti (oder andere lange Pasta) | 1 Bund
Basilikum

Zutaten für 4 Personen | 20 Min. Zuberei-
tung | 45 Min. Kochzeit

1 Walnüsse grob hacken, mit ½ TL Öl in einer
Pfanne rösten, bis sie duften. 2 EL davon in einer kleinen Schüssel salzen, den Rest mit der
Brühe in einen Topf geben. Knoblauch abziehen
und hacken, Tomaten waschen und würfeln, mit
in die Brühe geben und schwach köcheln lassen. Weißwein mit Safran separat aufkochen,
ziehen lassen.
2 Nach 45 Minuten Safran mit dem Wein zu
den Walnüssen geben, aufkochen und dann alles zusammen möglichst fein pürieren, mit Salz
und Pfeffer abschmecken. Die Spaghetti nach
Packungsanweisung in reichlich gut gesalzenem
Wasser bissfest kochen.
3 Basilikum zupfen und in Stücke reißen oder
schneiden. Spaghetti abgießen, tropfnass zurück in den Topf geben, restliches Olivenöl, Basilikum und die Walnusssauce untermischen,
noch einmal erhitzen. Anrichten und mit gerösteten Walnüssen bestreuen. Parmesan passt
auch gut dazu, muss aber nicht sein.

Gut zum Entgiften

WALDORFSALAT RELOADED

3 EL Walnusskerne | 200 g Selleriestängel |
200 g Pastinaken (oder Petersilienwurzeln) |
2 Äpfel | 2 EL Zitronensaft | 5 EL Mayonnaise
(gibt es auch vegan oder das Dressing des
Granatapfelsalats auf Seite 59 verwenden) |
1 EL Quittengelee | Salz | Cayennepfeffer |
Zucker | 100 g Radicchio (oder Chicorée oder
Frisée)

Zutaten für 4 Personen | 25 Min. Zubereitung

1 Walnusskerne hacken (am besten vorher ak-
tivieren ▸ siehe Seite 105). Selleriestängel waschen, zähe Enden entfernen, die Stangen quer
in dünne Scheiben schneiden. Pastinaken schälen und raspeln. Äpfel zuerst in dünne Scheiben,
dann in feine Streifen schneiden – oder mit einem Gemüsehobel gleich in Streifen hobeln. Mit
Zitronensaft beträufeln.
2 Mayonnaise mit Quittengelee und 2 EL Wasser verrühren, mit Äpfeln, Sellerie, Pastinaken
und Nüssen mischen und mit Salz, Cayennepfeffer und einer Prise Zucker abschmecken,
dann ziehen lassen.
3 Radicchio waschen, trocken schleudern
und in mundgerechte Stücke zupfen. Mit dem
Waldorfsalat anrichten.

Wildkräuter

Sie wachsen praktisch überall, kosten nichts und sind prallvoll mit frischem Chlorophyll und sekundären Pflanzenstoffen: Wildkräuter. Höchste Zeit, dass sie einen offiziellen Platz auf der Superfood-Liste bekommen. Für einige Wildkräuter müssen wir nicht einmal in den Wald gehen, sie wachsen direkt vor unserer Haustür. Hier die Top Four aus meinem Garten. Alle vier gelten auch als Unkraut – aber dieser Begriff ist grundsätzlich ziemlich unsinnig.

Brennnessel – Omas Geheimtipp

Sie ist supergesund und ein uraltes Mittel der Volksheilkunde. Die Brennnessel steckt voller Vitamin A, B2, B5, C und D, Mineralstoffen und Antioxidanzien. Sie reinigt das Blut, wirkt harntreibend, hält den Darm auf Trab, Infektionen in Schach und schon unsere Omas schworen auf Brennnesseltee gegen Frühjahrsmüdigkeit.

Keine Angst vor den brennenden Blättern: Mit heißem Wasser überbrüht, in Öl gelegt oder püriert im Mixer brennen die Blätter nicht mehr auf der Zunge.

Verwenden Sie die ersten etwa zehn Zentimeter langen Triebe im Frühjahr, dann schmecken sie am besten. Später nur noch die Triebspitzen abschneiden, mit Handschuhen versteht sich. Im eigenen Garten können Sie die Spitzen des Krauts zwischendurch auch immer mal abbrechen – aus den Achseln wachsen dann neue junge Triebe, die Sie wieder verwenden können.

Brennnesseln schmecken als Tee, in Suppen, Aufstrichen und Pestos oder gedünstet wie Spinat. Getrocknet können Sie sie auch einfach übers Essen geben, roh passen sie in den Smoothie.

Giersch – alte Heilpflanze

Das Kraut mit den gefiederten grünen Blättern wächst in Parks, an Zäunen, in Wäldern, an Flussufern und in Gärten. Weil es sich sehr schnell ausbreitet, ist es bei Gartenbesitzern aber nicht gerade beliebt. Dabei gehört der Giersch wie die Brennnessel zu den uralten Wildgemüsearten mit großer gesundheitlicher Wirkung.

> »Mit jedem Schritt und Tritt, welchen wir in der Natur machen, begegnen wir immer wieder neuen Pflanzen, die für uns höchst nützlich und heilbringend sind.«
>
> SEBASTIAN KNEIPP, PFARRER UND REVOLUTIONÄR DER NATURHEILKUNDE

Im Volksmund heißt er auch Gichtkraut und galt schon im Mittelalter als Heilpflanze. Giersch weist viel Vitamin C, Carotinoide und Mineralien auf. Besonders der hohe Kaliumgehalt im Giersch pusht viele Stoffwechselprozesse. Die Pflanze soll schädliche Stoffe aus unserem Körper schwemmen, selbst wenn diese sich schon über Jahre festgesetzt haben. Zudem wirkt das Kraut antibakteriell. Es ist also der ideale Begleiter für eine Entschlackungskur oder, wie es heute heißt, für die Detoxtage. Giersch gehört zum ersten Grün nach dem Winter und wächst bis Oktober. Pflücken Sie die jungen Blätter und Sprossen vor der Blüte. Das Kraut schmeckt ein bisschen wie Petersilie und kann auch so verwendet werden: als frische grüne Einlage in Suppen oder zu Gemüse. Probieren Sie Giersch auch mal auf dem Butterbrot zusammen mit etwas Schnittlauch. Geben Sie ihn in den Smoothie, in Kräuterquark oder dünsten Sie ihn kurz in etwas Olivenöl an.

Löwenzahn – starke Bitterstoffe

Die Wildpflanze mit der gelben Blüte enthält viele wertvolle Nährstoffe, besonders in den Blättern. Dazu gehören Vitamine, Mineralien, Bitter- und Gerbstoffe. Das Kraut reinigt das Blut und wirkt harntreibend. Die Bitterstoffe stärken Leber, Galle und Nieren und fördern die Verdauung. Löwenzahn ist also ein perfektes Superfood zum Entgiften. Am besten schmecken die leicht bitteren Blätter im Frühjahr, bevor die Pflanze geblüht hat. Inzwischen gibt es junge Löwenzahnblätter auch beim Gemüsehändler oder im Bioladen. Junger Löwenzahn schmeckt wunderbar als Salat und auch die frisch-nussigen Knospen können Sie essen – roh oder mit etwas Olivenöl und Knoblauch gedünstet.

Vogelmiere –»Grünkraft« pur

Die Vogelmiere bildet lockere, stark verzweigte Teppiche und wuchert ziemlich. Das zarte Kraut mit seinen winzigen weißen Blüten hat eine enorme Kraft – selbst die schwache Wintersonne reicht ihm, um Fotosynthese zu betreiben: Vogelmiere wächst und blüht sogar bei Temperaturen um null Grad. Schon Hildegard von Bingen, die große Heilerin des Mittelalters, schwärmte von der »Grünkraft« der Pflanze. Diese gehe auf uns über, wenn wir die Vogelmiere essen – am besten roh und frisch. Wie in allen anderen Wildkräutern steckt in der Vogelmiere pflanzliches Eiweiß, Kalium, Vitamin C und Vitamin A. Zusätzlich weist sie die wertvollen Mineralien Phosphor, Magnesium, Kupfer und Silizium auf. Und genau die richtige, gesundheitsfördernde Menge Saponine. Vogelmiere regt den Stoffwechsel an und stärkt das Immunsystem.

Das Kraut schmeckt nach jungen Maiskolben und passt gut in Salate, aufs Butterbrot oder in Frühlingssuppen. Ernten Sie Vogelmiere im Frühjahr. Die kleinen weißen Blüten können Sie mitessen.

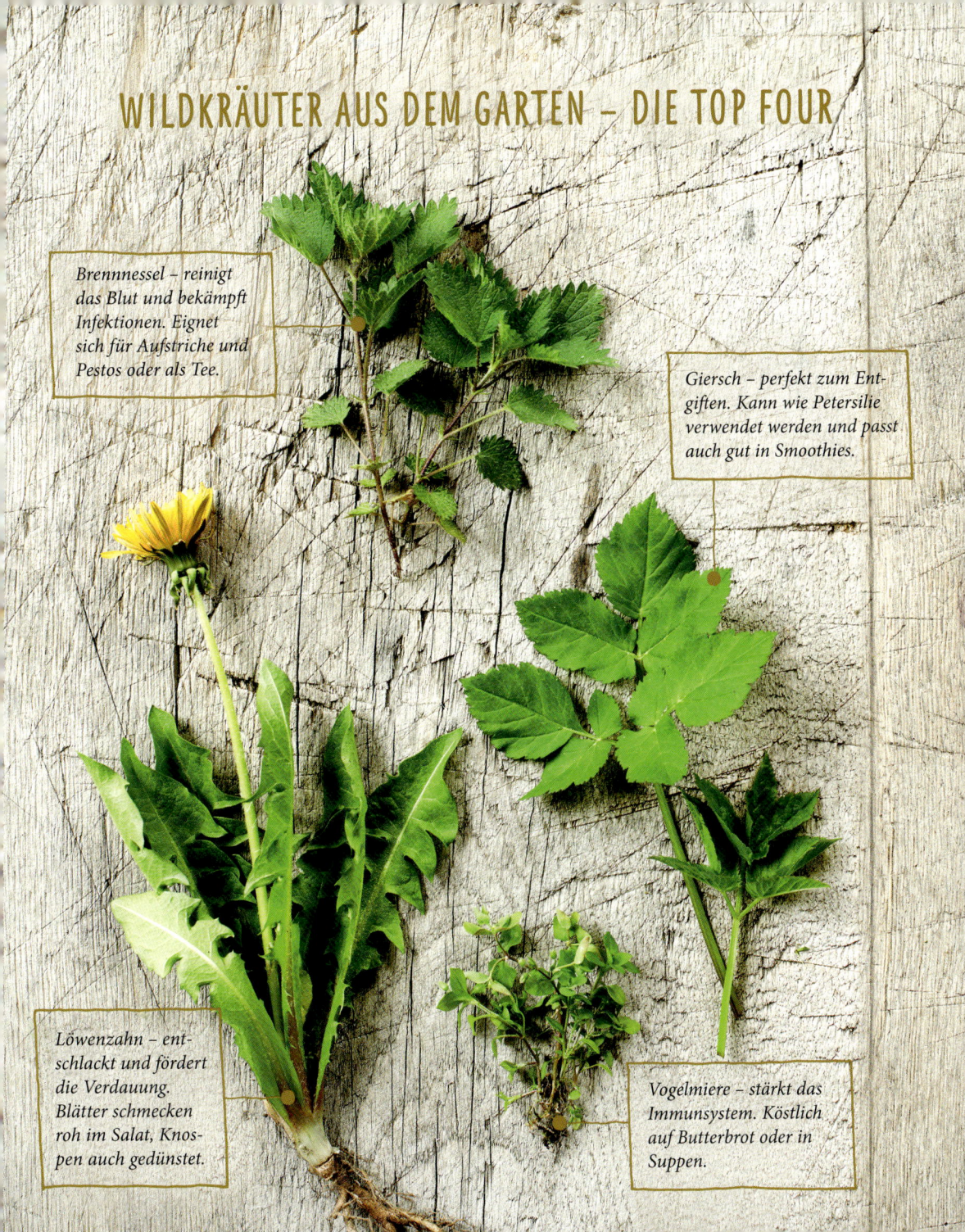

WILDKRÄUTER AUS DEM GARTEN – DIE TOP FOUR

Brennnessel – reinigt das Blut und bekämpft Infektionen. Eignet sich für Aufstriche und Pestos oder als Tee.

Giersch – perfekt zum Entgiften. Kann wie Petersilie verwendet werden und passt auch gut in Smoothies.

Löwenzahn – entschlackt und fördert die Verdauung. Blätter schmecken roh im Salat, Knospen auch gedünstet.

Vogelmiere – stärkt das Immunsystem. Köstlich auf Butterbrot oder in Suppen.

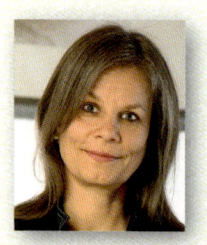

INTERVIEW
mit Christine Volm

Die Botanikerin Dr. Christine Volm bietet Coachings zu
veganer Rohkost und Wildpflanzen-Exkursionen an.

Wie können sich Anfänger an Wildkräuter herantasten?

Da empfehle ich unbedingt geführte botanische Exkursionen – am besten zu den verschiedenen Jahreszeiten. Denn viele Pflanzen verändern ihr Aussehen im Laufe eines Jahres oder sind nur kurze Zeit zu finden.

Wie vermeide ich Verwechslungen zwischen essbaren und giftigen Pflanzen?

Nur die Pflanzen essen, die man sicher identifizieren kann! Doch mit etwas Geduld und Übung kann man sich in einem Jahr ein Repertoire an mehreren Dutzend Pflanzen aufbauen. Auf keinen Fall unbekannte Pflanzen probieren, das wäre leichtsinnig und gefährlich.

Was muss ich beim Sammeln der Kräuter noch beachten?

Nur auf möglichst wenig beeinträchtigten Flächen sammeln – also Orte frei von Pestiziden, weit genug entfernt von Autoabgasen, mit wenig Hundeverkehr und ohne Beweidung. Nicht sammeln sollte man geschützte und gefährdete Pflanzen. Und immer ausreichend Exemplare stehen lassen, damit die Art an dieser Stelle erhalten bleibt.

Welche Menge von einem Wildkraut kann ich denn essen?

Wenn Sie Wildpflanzen verarbeiten, nehmen Sie nur so viel, wie Sie auch pur essen würden. Das ist die individuell passende Menge. Das gilt besonders für Smoothies. Und immer auf Abwechslung achten. Die sehr wirksamen Inhaltsstoffe mancher Arten könnten sonst auch zu viel werden.

Haben Sie selbst ein Lieblingskraut? Und wie bereiten Sie es zu?

Ich orientiere mich an der Jahreszeit. Im Frühjahr ist mir der Giersch besonders lieb. Aus ihm bereite ich gerne eine Gierschtarte zu. Aber ich mag sie alle – es kommt immer darauf an, was man daraus macht.

Chlorophyll satt

LÖWENZAHNSALAT MIT ZWIEBELSCHMELZE

2 Zwiebeln | 125 g Vollkornroggenbrot | 6 EL neutrales Öl | 2 EL Pinienkerne | ½ TL Kreuzkümmelsamen | Salz | 4 EL Kräuteressig | 2 TL scharfer Senf | Pfeffer | 200 g Löwenzahnsalat (gelben Löwenzahn auf dem Markt kaufen oder die zarten Frühlingsblätter selbst sammeln)

Zutaten für 4 Personen | 20 Min. Zubereitung

1 Zwiebeln schälen und klein würfeln. Brot in dünne Streifen schneiden, mit 2 EL Öl 2 bis 3 Minuten knusprig braten, dann aus der Pfanne nehmen. Pinienkerne in der heißen Pfanne hellgolden braten, zum Brot geben. Mit weiteren 2 EL Öl die Zwiebeln mit Kreuzkümmelsamen 3 Minuten braten, dabei leicht salzen und mehrmals umrühren. Mit Essig ablöschen und vom Herd nehmen. Senf und restliches Öl unterrühren, salzen und pfeffern.

2 Salat waschen, trocken schleudern, welke Blätter und sehr dicke Stiele entfernen. Salatblätter in mundgerechte Stücke schneiden, mit der Sauce mischen und in einer breiten Schüssel anrichten. Wenn der Salat sehr fest ist, darf die Salatsauce ruhig etwas heißer sein, so werden die Salatblätter ein bisschen weicher. Mit Brot und Pinienkernen bestreuen.

Gesundheit aus dem eigenen Garten

GIERSCHPESTO MIT PASTA

Je 50 g Giersch und Vogelmiere (nach Belieben auch kleinere Mengen anderer würziger Wildkräuter von Brennnesselspitzen bis Hirtentäschel) | 5 g Salz | 50 g weißes Mandelmus | 125 ml Rapsöl | 500 g Linguine

Zutaten für 4 Personen (oder 2 kleine Gläser Pesto mit je 150 ml Inhalt) | 10 Min. Zubereitung (für das Pesto)

1 Für das Pesto alle Zutaten fein pürieren und in Gläschen füllen. Im Kühlschrank hält sich das Pesto mindestens 2 Wochen, meist viel länger.

2 Pasta in viel Salzwasser nach Packungsanweisung bissfest kochen. Eine Schöpfkelle – etwa 100 ml – Nudelwasser abnehmen. Die Nudeln abgießen, nicht abschrecken, sondern gleich wieder zurück in den Topf geben.

3 Pesto und etwas Nudelwasser untermischen, sodass alle Nudeln von einer cremigen Schicht überzogen werden. Eventuell noch ein paar Flöckchen Margarine oder Butter unter die Nudeln schwenken. Nach Belieben mit gerösteten Brotbröseln garnieren.

PESTO-KLASSIKER

Auch das klassische italienische Basilikumpesto schmeckt sehr gut mit Mandelmus. Zusätzlich geben zwei dünne Scheibchen Knoblauch dem Pesto mehr Kraft.

Zimt

Hmm ... – Zimtsterne, Punsch, Milchreis mit Zimtzucker. Wir lieben Zimt, er erinnert uns an Weihnachten, an unsere Kindheit. Klar, Zimt ist eines der bekanntesten Gewürze der Welt, aber ein Superfood? Allerdings. In vielen Ländern wird er seit Jahrtausenden auch als Heilmittel geschätzt, bei uns hat sich das Wissen um seine positiven gesundheitlichen Wirkungen dagegen noch nicht so recht durchgesetzt.

Der Zimtbaum ist ein Lorbeergewächs und wächst vor allem in Indien, Sri Lanka, Indonesien und China. Zimt, so wie wir ihn kennen, wird aus der Rinde junger Zweige gewonnen. Mehrere Rindenstücke werden nach der Ernte zu den typischen Zimtstangen ineinandergeschoben.

Senkt den Blutzuckerspiegel, hilft beim Abnehmen

In dem Gewürz stecken reichlich sekundäre Pflanzenstoffe, die großen Radikalfänger. Außerdem ätherische Öle, Mangan, Eisen, Kalzium. Diese Zusammensetzung sorgt beim Verzehr für einen ausgeglichenen Blutzuckerspiegel. In mehreren Studien wurde nachgewiesen, dass Zimt einem zu hohen Insulinspiegel vorbeugen kann.

In der Traditionellen Chinesischen Medizin setzt man Zimt schon lange bei Erkältungen, Übelkeit und Menstruationsbeschwerden ein, im Ayurveda bei Diabetes und Verdauungsproblemen. Zudem hemmt das Gewürz das Wachstum von Bakterien nicht nur im Körper, sondern auch in Speisen.

Generell soll Zimt für mehr Energie und Vitalität sorgen, er verbessert die Durchblutung und heizt dem Stoffwechsel ein – gut für die schlanke Linie. Außerdem erfreulich für Figurbewusste: Der Genuss von Zimt vertreibt die Lust auf Süßes.

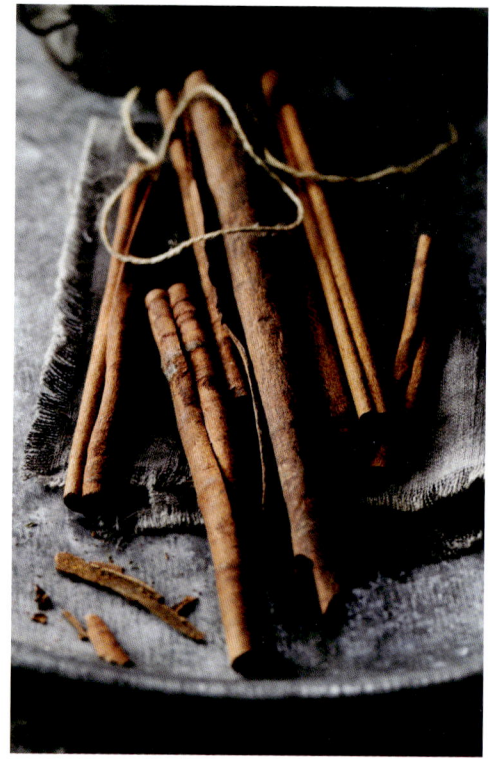

Zimt passt nicht nur zu Süßem. Auch herzhafte Gerichte profitieren von seinem Aroma.

Wie Sie Zimt verwenden

Bevorzugen Sie ganze Zimtstangen. In ihnen bleiben die Aromaöle bis zu einem Jahr lang erhalten, in Zimtpulver nur wenige Monate. Stangen und Pulver kühl und trocken in luftdichtem Behälter lagern. Zimtstangen können Sie vor Gebrauch kurz mörsern und in einer Gewürz- oder Kaffeemühle mahlen, anschließend am besten große Stücke aussieben. Oder Sie kochen die ganze Stange mit und entfernen sie wieder aus dem fertigen Gericht. Für Saucen und Cremes eignet sich diese Methode besser, denn kochende Flüssigkeiten lösen aus Zimtpulver unerwünschte Schleimstoffe.

EDLER ZIMT AUS CEYLON

Die bekanntesten Zimtarten sind Ceylon-Zimt, auch als »echter Zimt« bekannt, und Cassia-Zimt, der auch »chinesischer Zimt« genannt wird und etwas würziger schmeckt. Ceylon-Zimt ist teurer und feiner im Geschmack als Cassia, er ist süßer und enthält außerdem weniger Cumarin. Dieser natürliche Aromastoff kann in großen Mengen zu Leberschäden führen. Doch keine Bange: Sie müssten schon mehrere Hundert Gramm täglich zu sich nehmen, damit natürlicher Zimt eine leberschädigende Auswirkung hat. Wer trotzdem auf der sicheren Seite sein will: Der Genuss von bis zu 2,5 Teelöffel Zimt am Tag über einen Zeitraum von etwa sechs Wochen ist nach Expertenmeinung absolut unbedenklich.

MEIN PERSÖNLICHER TIPP

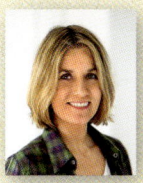

HONIG UND ZIMT
Zusammen sind sie unschlagbar: Honig und Zimt verstärken sich in ihrer Wirkung gegenseitig. Diese Weisheit der Volksmedizin wurde durch Studien bestätigt. Ob fürs Immunsystem, die Verdauung oder bei Erschöpfung: 1 TL Honig mit 1 TL Zimt in einem Glas lauwarmem Wasser verrührt 1- bis 2-mal täglich trinken! Oder machen Sie es wie meine Tochter: Honig und Zimt aufs Brot statt Marmelade.

STANGE MITKOCHEN

Weil Hitze den aktiven Wirkstoffen im Zimt nichts ausmacht, eignet sich das Wunderwürzmittel bestens für warme Gerichte und Getränke. Einfach eine Zimtstange mitkochen in Tee, Reis oder Kompott. Eine Prise Zimtpulver macht sich auch in Filterkaffee gut, sie kann mit dem Kaffee zusammen aufgebrüht werden. Zimtpulver können Sie außerdem in den Kuchenteig oder über Ihr Müsli streuen. Doch nicht nur mit Süßem harmoniert Zimt: Herzhafte orientalische und asiatische Fleisch-, Reis- und Gemüsegerichte rundet das edle Gewürz ebenfalls ganz hervorragend ab.

KICHERERBSEN-KARTOFFEL-RAGOUT MIT ZIMT

Ca. 450 g gekochte Kichererbsen (2 kleine Dosen oder Gläser) | 2 rote Zwiebeln | 3 Knoblauchzehen | 3 EL Olivenöl | ½ Bund Thymian (oder 1 EL getrocknet) | 1 EL Kurkuma | ½ TL Zimt | 100 ml Rotwein | 400 g passierte Tomaten | Salz | Pfeffer | 400 g Kartoffeln | 1 Handvoll Portulak (oder Rucola)

Für 4 Personen | 25 Min. Zubereitung | 40 Min. Garzeit

1 Kichererbsen abgießen. Zwiebeln schälen und grob würfeln. Knoblauch schälen und in Scheiben schneiden. Zusammen im Olivenöl 2 bis 3 Minuten anbraten. Thymianblättchen von den Stängeln streifen, mit Kurkuma und Zimt unterrühren, mit Rotwein ablöschen, passierte Tomaten dazugeben, mit Salz und Pfeffer würzen und auf kleiner Hitze 20 Minuten köcheln.

2 Kartoffeln schälen und würfeln, mit den Kichererbsen in die Sauce geben und noch einmal 20 Minuten köcheln lassen.

3 Portulak waschen und gut abtropfen lassen. Das Ragout auf Tellern anrichten und jeweils ein kleines Häufchen Portulak in die Mitte auf das Gericht setzen.

ROHE ZIMTSTERNE

1 Biozitrone | 200 g Datteln (ohne Stein) | 300 g geriebene Mandeln und ein paar EL mehr zum Ausrollen | 2 EL Zimt und 1 Prise gemahlene Nelken

Für die Glasur: 75 g Cashewkerne | 50 g Kakaobutter (oder Kokosfett) | 2 EL Ahornsirup (oder Agavensirup) | 1 TL Zitronensaft | 1 EL Macapulver

Für 50 bis 60 Stück | 30 Min. Zubereitung | 14 Std. Ruhezeit im Dörrgerät oder 4 bis 5 Tage bei Raumtemperatur

1 Die Zitronenschale fein abreiben, 1 EL Saft auspressen. Datteln mit Mandeln und Gewürzen in einem Blitzhacker oder Universalzerkleinerer mixen. Aus der Maschine nehmen und zu einer festen Teigkugel kneten.

2 Den Teig etwa 5 mm dick ausrollen, dabei Arbeitsfläche und Teig mit geriebenen Mandeln leicht bestreuen, damit der Teig nicht klebt. Mit einem Sternausstecher Zimtsterne ausstechen. Restlichen Teig noch einmal zusammenkneten und wieder ausrollen.

3 Zimtsterne auf einem Gitter ein paar Tage trocknen lassen oder in einem Dörrgerät bei 40 Grad etwa 14 Stunden trocknen.

4 Für die Glasur Cashewkerne mindestens 2 Stunden in kaltem Wasser einweichen. Kakaobutter schmelzen. Cashews abgießen, abbrausen und abtropfen lassen. Anschließend mit Kakaobutter, Ahornsirup, Zitronensaft,

Macapulver und 3 EL Wasser fein und cremig pürieren, entweder in einem Hochleistungsmixer oder in einem Blitzhacker. Die fertigen Zimtsterne damit bestreichen. Zimtsterne kühl stellen, bis die Glasur fest wird, und dann auch kühl servieren.

GANZJAHRES-VARIANTE

Außerhalb der Weihnachtszeit können Sie den Teig der Zimtsterne zu 50 bis 60 kleinen Kügelchen formen, in Kokosflocken, Kakaopulver oder Macapulver wälzen und als feine Dattel-Zimt-Praline servieren. Statt der wunderbaren Datteln eignen sich auch einheimische getrocknete Früchte. Nur sollten sie nicht knochentrocken, sondern »soft« getrocknet sein. Gut in die Pralinen passen zum Beispiel getrocknete Pflaumen, Aprikosen und Kapstachelbeeren.

Datteln sind in süßen Rohkostrezepten wohl vor allem deshalb so verbreitet, weil sie in Kalifornien günstig und leicht erhältlich sind. Und dort liegt schließlich der Ursprung der Rohkostbewegung.

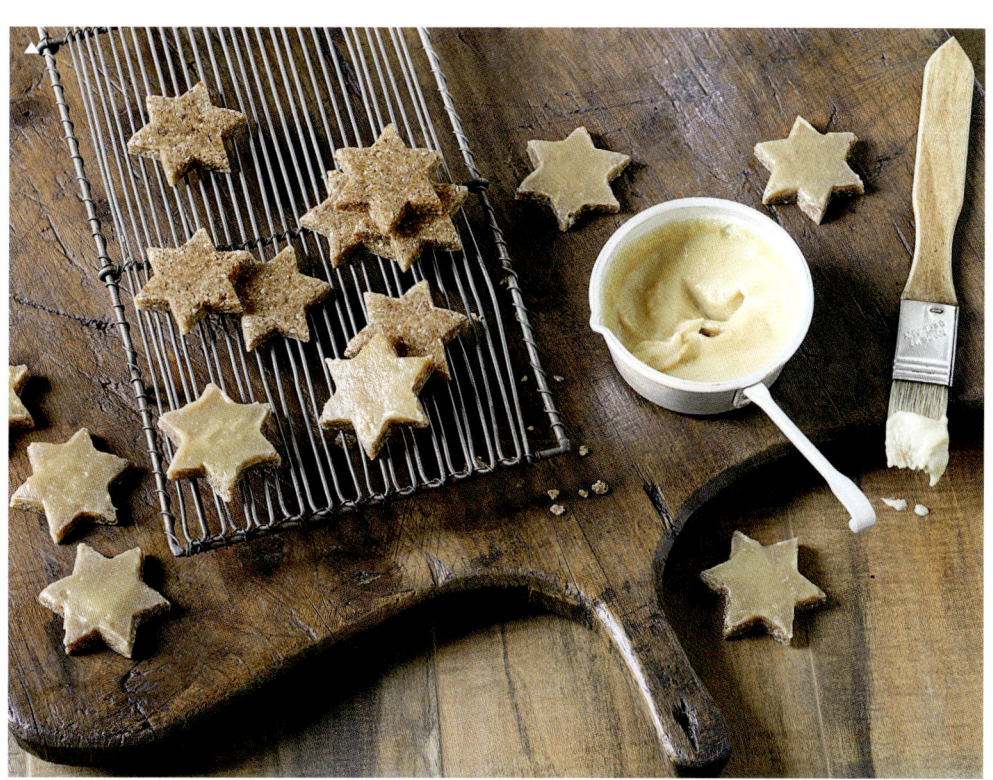

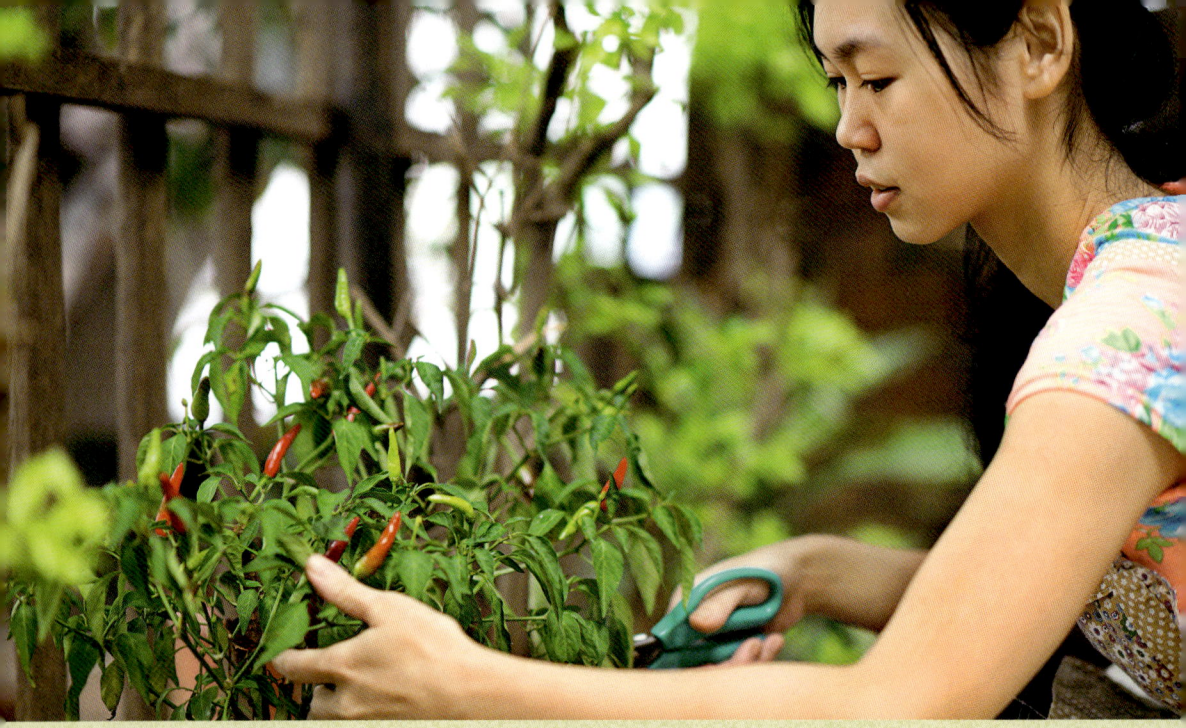

WAS NOCH DAZUGEHÖRT ...

Die aus meiner Sicht besten Superfoods habe ich Ihnen bereits ausführlich vorgestellt. Doch es gibt noch unzählige Nahrungsmittel mehr, die den Titel Superfoods verdienen: alte Bekannte wie der Knoblauch, viele, die in den traditionellen Heilkunden der Welt schon lange ihren Stammplatz haben wie Ginseng, und auch Nahrungsmittel, deren Potenzial gerade erst ins Bewusstsein der Öffentlichkeit rückt wie Sacha Inchi, die

nahrhaften Samen einer Rankpflanze aus dem Amazonasgebiet.

Ein paar davon möchte ich Ihnen nicht ganz vorenthalten. Doch auch die folgende Aufzählung von Aloe Vera bis Yacon kann nicht vollständig sein, denn in Zukunft werden sicher noch weitere Nahrungsmittel entdeckt, in denen viel mehr steckt, als wir ahnen. Der Weg zu einer gesunden und abwechslungsreichen Ernährung bleibt also spannend.

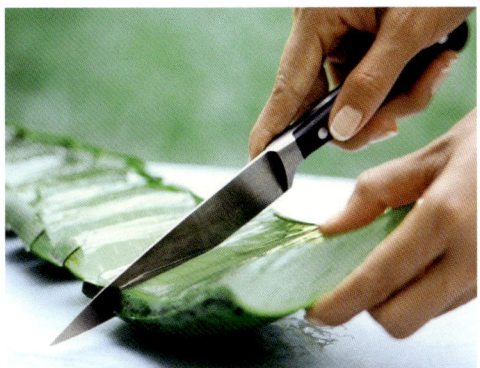

Gut für die Haut: Das fleischige Blatt der Aloe Vera speichert ein mildes Feuchtigkeitsgel.

Aloe Vera

Die Wüstenpflanze speichert sehr gut Feuchtigkeit, enthält Enzyme, Mineralstoffe und Vitamine, darunter auch Vitamin B12. Äußerlich angewendet durchfeuchtet und regeneriert Aloe Vera die Haut und hilft gegen Hautunreinheiten. Innerlich stärkt sie die Abwehrkräfte und die Blutgefäße. Für den Verzehr geeigneten Saft oder Gel kaufen und einen Esslöffel in einen anderen Saft oder einen Smoothie mischen.

Amla

Die indische Stachelbeere wird auch Amalaki genannt und ist ein wichtiges Mittel im Ayurveda. Die »Frucht ewiger Jugend und Schönheit« liefert enorm viel Vitamin C, das das Immunsystem stärkt und die Haut glät-

tet. Amla senkt den Cholesterinspiegel und harmonisiert den Stoffwechsel. Die Frucht gibt es als Pulver in Ayurvedashops.

Astragaluswurzel

Die Wurzel ist bekannt aus der Traditionellen Chinesischen Medizin. Sie unterstützt die Immunabwehr und beugt so Erkältungen vor. Sie ist zudem ein Adaptogen ▸ siehe Seite 88, wirkt also ausgleichend auf den ganzen Organismus. Das leicht süße Pulver kann man gut in Säfte mischen.

Camu-Camu

Die »Königin der Früchte« aus dem Amazonasgebiet gilt als eine der besten Quellen für natürliches Vitamin C. Deshalb ist die saure Beere auch ein wirksamer Radikalfänger. Täglich einen Teelöffel Camu-Camu-Pulver in Wasser oder Saft auflösen und trinken – das wirkt vorbeugend gegen Erkältungen und hilft bei Stress.

Chili

Das Capsaicin der scharfen Schote heizt den Stoffwechsel an und damit die Fettverbrennung. Zudem fördern Chilis die Verdauung, wirken schmerzlindernd und begünstigen die Produktion von Endorphinen, den körpereigenen Glücksdrogen. Bei Erkältungen wärmt Chili und befreit die Atemwege.

Ginkgo biloba

Der riesige Baum ist ein Überlebender der Eiszeit. Seine Blätter fördern die Durchblutung, verbessern die Versorgung des Gehirns und steigern die Konzentration. Gingko soll Alzheimer vorbeugen können, er lindert Depressionen und fördert gesunden Schlaf. Ginkgotabletten haben einen festen Platz in der Alternativmedizin. Als Superfood ist Pulver zu empfehlen.

Ginsengwurzel

Die adaptogen wirkende Wurzel wird in der Chinesischen Medizin seit 2000 Jahren eingesetzt. Sie vitalisiert und beruhigt den Organismus, entgiftet und aktiviert den Stoffwechsel, schützt das Herz, stärkt die Verdauungs- und Sexualfunktionen und hilft bei Müdigkeit und Stress. Ginseng gibt es in Form von Kapseln, in manchen Reformhäusern oder im Internet ist Ginseng auch als Pulver oder Extrakt erhältlich.

Hagebutten

Die würzig-süßen Früchte der Rosenbüsche weisen viel Vitamin C auf, außerdem Kalzium, Eisen, Vitamin A und B1. Sie stärken das Immunsystem, sorgen für eine glatte Haut und helfen bei Rheuma. Rohe Früchte sind nicht lange haltbar. Am besten zu Mus verarbeiten oder trocknen für Tee.

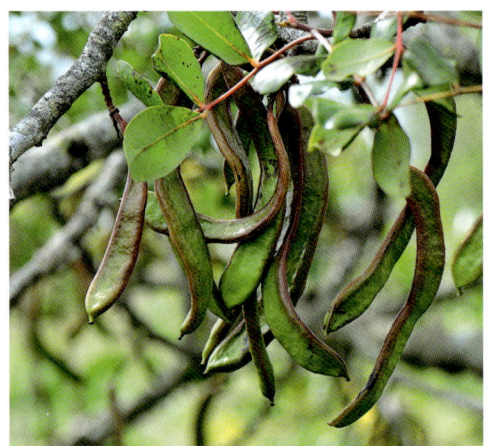

Die langen gebogenen Hülsenfrüchte des Karobbaumes erinnern ein wenig an Bohnen.

Karob

Die Früchte des Johannisbrotbaums sind süß und schmecken wie Kakao, haben aber viel weniger Fett. Das ballast- und nährstoffreiche Pulver der Früchte kann Kakaopulver ersetzen und Cremes und Saucen binden. Ein großer Pluspunkt: Es kurbelt die Fettverbrennung an.

Knoblauch

Dank ihrer ätherischen Öle und Schwefelverbindungen ist die Knolle ein starkes Antibiotikum aus der Natur. Zudem stärkt sie die Immunabwehr, den Kreislauf und das Herz. Knoblauch wegen der flüchtigen Öle nur kurz mitkochen.

Kurkuma

Das Gewürz aus der Wurzel eines Ingwer-
gewächses färbt nicht nur Speisen sattgelb,
sondern ist im Ayurveda auch wegen seiner
Heilkraft bekannt. Es wirkt entzündungshemmend und wird als Mittel gegen Throm-
bose und Demenz eingesetzt. Die Bioverfügbarkeit von Kurkuma erhöht sich durch
schwarzen Pfeffer und etwas kalt gepresstes
Olivenöl oder Kokosöl.

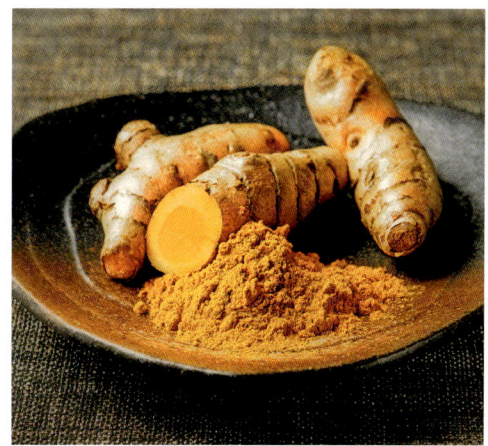

Kurkuma bringt Farbe auf den Teller. Das Gewürz wird auch Gelber Ingwer genannt.

Lucuma

Die peruanische Frucht ähnelt einer Avocado und schmeckt wie eine Mischung aus Ka-
ramell und Mango. Sie ist eine prima Alternative zu Zucker und bietet eine Menge
Vitamine, Ballaststoffe und zellschützende
Antioxidanzien.

Matcha

Das aufwendig hergestellte Pulver aus grünem Tee enthält viel mehr Antioxidanzien
als gewöhnlicher grüner Tee. Es liefert beru-
higende Aminosäuren, die das ebenfalls enthaltene Koffein gut verträglich machen.
Matcha regt Stoffwechsel und Fettverbrennung an und sorgt für Konzentration und
Energie. Original Matcha gibt es nur als Pulver. Es schmeckt mit heißem Wasser aufgebrüht als Tee, verfeinert aber auch Smoothies, Desserts oder Eis.

Maulbeeren

Die beerenartigen Früchte eines Laubbaums
sind reich an Resveratrol, das auch in Weintrauben vorkommt, sowie weiteren herz-
schützenden Polyphenolen. Dazu kommen
entzündungshemmende, die dunkle Farbe
gebende Anthocyane, Vitamine und Mineralien. Maulbeeren schmecken ähnlich wie
Brombeeren. Weil sie schnell verderben, gibt
es sie getrocknet zu kaufen.

Mesquite

Die Bohnen der Hülsenfruchtpflanze werden getrocknet und zu Pulver vermahlen.
Das ist reich an Kalzium, Magnesium, Kalium, Eisen und Zink. Es hat eine karamellige

Süßkraft und ist prima für Kuchen, Desserts, Smoothies und Eis geeignet.

Noni

Die Frucht eines Baumes, der auf den polynesischen Inseln und in Südostasien wächst, ist voller Magnesium, Eisen, Kalzium, Zink, Vitamin C und sekundären Pflanzenstoffen. Sie soll antibakteriell wirken, entzündungshemmend und abwehrstärkend. Bei uns gibt es meist Saft oder Pulver zu kaufen. Beide sind bitter, deshalb sollte man sie mit süßen Säften mischen.

Oliven

Die Früchte sind reich an einfach ungesättigten Fettsäuren, die leicht verdaulich sind, die Blutfettwerte ausgleichen und das Herz schützen. Außerdem besitzen sie viel Vitamin E und sekundäre Pflanzenstoffe. Grüne Oliven enthalten mehr Mineralstoffe, aber weniger Kalorien als schwarze und schmecken ziemlich bitter. Reife, schwarze Oliven sind dafür milder und haben auch mehr wertvolle Fettsäuren.

Reishi

Der Vitalpilz wird in der Chinesischen Medizin seit Jahrtausenden eingesetzt. Auf Chinesisch heißt er *Ling Zhi*, Pilz der Unsterblichkeit. Er weist viele bioaktive Substanzen

auf. Regelmäßig verzehrt trägt er zu Vitalität und Stärkung bei.

Sacha Inchi

Die nahrhaften Samen einer Amazonaspflanze werden auch Inka-Erdnüsse genannt. Sie enthalten Omega-3- und -6-Fettsäuren in einem ausgewogenen Verhältnis, Radikalfänger wie Vitamin A und E, leicht verdauliches Eiweiß und stimmungsaufhellendes Tryptophan. Geröstete Samen und Sacha-Inchi-Öl sind zum Beispiel über das Internet erhältlich.

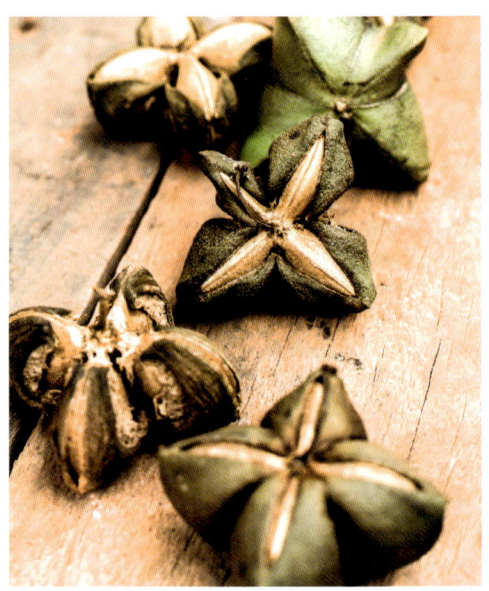

Auch hübsch zum Dekorieren: Sacha-Inchi-Samen stecken in einer sternförmigen Hülle.

Schisandra

Das Sternanisgewächs kommt aus der Medizin Chinas und ist reich an den Vitaminen A, B6, B12, C und E, Mineralstoffen, seltenen Flavonoiden, ätherischen Ölen und Lignanen. Schisandra vereint alle fünf Geschmacksrichtungen und sorgt für einen klaren Kopf. Schisandrabeeren können wie ein Gewürz verwendet werden.

Stevia

Der Extrakt der südamerikanischen Pflanze ist 300 Mal süßer als Zucker, enthält aber null Kalorien und Kohlenhydrate. Stevia hilft, den Blutzuckerspiegel und den Blutdruck zu senken, und soll vor Karies schützen. Es gilt als gesündere Alternative zu Zucker und künstlichem Süßstoff. Im Handel gibt es inzwischen auch Haushaltszucker, die aus Stevia und herkömmlichem Zucker gemischt sind.

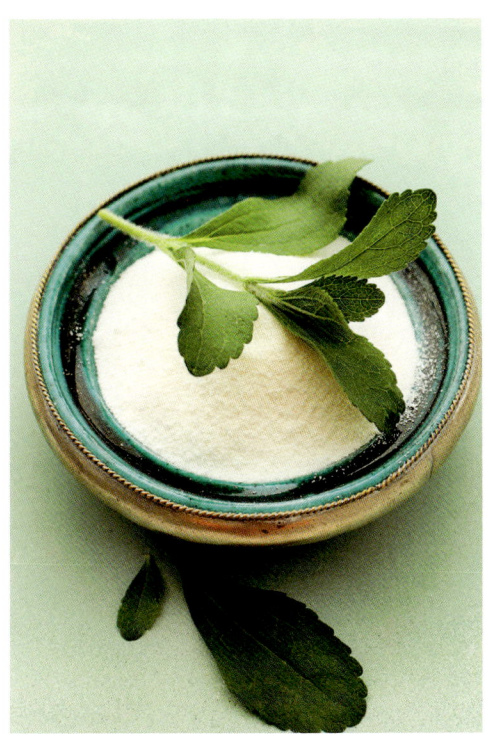

Ganz ohne Kalorien: Die Süßkraft von Stevia übersteigt die des Zuckers um ein Vielfaches.

Sanddorn

Der dornige Strauch aus dem Himalaya wächst inzwischen auch in Europa. Die kleinen gelborangen Beeren stecken voller immunstärkender Inhaltsstoffe, allen voran Vitamin C. Zu kaufen gibt es meist Sanddornsaft. Er ist wie die Beeren ziemlich sauer, doch ein Schnapsglas voll deckt schon den halben Tagesbedarf an Vitamin C.

Yacon

Die nahrhafte Knolle aus den Anden schmeckt süß und hat einen leichten Biss. Sie ist ein gesundes Süßungsmittel. Yacon wirkt verdauungsfördernd, hilft beim Abnehmen, reguliert den Blutdruck und unterstützt die Gesundheit der Leber. Bei regelmäßigem Verzehr wird die Darmflora aufgebaut und das Immunsystem gestärkt.

121

Bücher, die weiterhelfen

Arnot, Dr. Bob
Die Aztekendiät
Goldmann Verlag

Baginski, Bodo J.; Sharamon, Shalila
Goji: Die ultimative Super-frucht
Windpferd Verlag

Béliveau, Richard; Gingras, Denis
Krebszellen mögen keine Himbeeren
Mosaik bei Goldmann

Brazier, Brendan
Vegan in Topform – Das Kochbuch
Narayana Verlag

Bort, Rosemarie
Honig, Pollen, Propolis
Kosmos Verlag

Clement, Brian
WunderLebensMittel
Hans-Nietsch-Verlag

Fuhrman, Joel
Superimmun
riva Verlag

McKeith, Gillian
Du bist, was du isst
Mosaik bei Goldmann

Morris, Julie
Superfood Küche
Königsfurt-Urania Verlag

Münzing-Ruef, Ingeborg
Kursbuch gesunde Ernährung
Heyne Verlag

Mutter, Joachim
Grün essen!
VAK Verlags GmbH

Pollan, Michael
64 Grundregeln Essen
Goldmann Verlag

Volm, Christine
Meine liebsten Wildpflanzen rohköstlich
Verlag Eugen Ulmer

Wignall, Judita
Raw & Simple. Pfiffige Rohkostgerichte
Hans-Nietsch-Verlag

Wolfe, David
Superfoods – Die Medizin der Zukunft
Goldmann Verlag

Bücher aus dem GRÄFE UND UNZER VERLAG

Bingemer, Susanna; Gerlach, Hans
Superfoods – Das Kochbuch

Dahlke, Rüdiger
Peace Food. Das vegane Kochbuch

Dahlke, Rüdiger
Vegan für Einsteiger

Dahlke, Rüdiger
Vegan schlank. Einfach entlasten und fasten

Dittmer, Diane
Couscous, Quinoa & Co.

Grillparzer, Marion
Fatburner. So einfach schmilzt das Fett weg

Grillparzer, Marion
Simple detox. Das 7-Tage-Entgiftungsprogramm

Guth, Christian; Hickisch, Burkhard
Grüne Smoothies. Die gesunde Mini-Mahlzeit aus dem Mixer

Reifenhäuser, Sonja
Vegane Lebensmittel

Sandjon, Chantal
Rohkost für Einsteiger

Sandjon, Chantal
Abnehmen mit Smoothies

Wenzel, Melanie
Moringa. Gesund und schön mit dem Nährstoffwunder

Adressen, die weiterhelfen

Bezugsadressen

www.algomed.de
Reine Chlorella-Algen von deutscher Algenfarm.

www.fine-fruits-club.de
Tiefkühl-Fruchtpürees (Acai, Kokos etc.).

www.keimling.de
Wohl ältester Rohkostversand Deutschlands. Führt neben Nahrungsmitteln auch Zubehör für die Rohkostküche wie Mixer und Dörrapparate.

www.morgenland.biz
Gojibeeren aus eigenem Bioanbauprojekt in der Inneren Mongolei.

https://naturkostbar.ch
Vegane Gourmet-Rohkost und Superfoods.

www.pureplanet.de
Grüne Superfoods: Gerstengrassaftpulver, Spirulina, Chlorella, Moringa.

www.pureraw.de
Rohkostversand mit großer Auswahl an Superfoods.

www.regenbogenkreis.de
Informative Seite zu Rohkosternährung und Darmsanierung. Im Shop ausgewählte Superfoods bester Qualität.

http://samaranatura.ch
Schweizer Internetversand für Superfoods und andere Rohkostprodukte.

www.superfoodforyou.de
Webshop mit ausgewählten Superfoods, die direkt von kleinen Unternehmen bezogen werden.

Internet-Links

www.dancingshiva.at
Superfood-Restaurant in Wien mit Laden für Superfoods.

www.essbare-wildpflanzen.de
Informationen und Angebote zu essbaren Wildpflanzen.

http://germanygoesraw.de
Informative Seite rund um das Thema Rohkost.

http://rohspirit.de
Wissenswertes zur Rohkost-Ernährung.

www.vebu.de
Seite des Vegetarierbunds Deutschland.

www.veganblatt.com
Österreichisches Online-Magazin für veganen Lifestyle.

www.veganz.de
Vegane Supermarktkette.

Unsere Experten

Sadhya Suthau
Die Ernährungsberaterin bietet als Einzige in Deutschland Fastenseminare mit frisch gepresstem Getreidegrassaft an. **www.weizengras-seminare.de**

Jörg Ullmann
Der Diplombiologe ist wissenschaftlicher Projektleiter der Roquette Klötze GmbH & Co. KG in Klötze (Sachsen-Anhalt). Das Unternehmen ist einer der größten Mikroalgenhersteller in Europa. Außerdem betreibt Ullmann einen Blog. **https://weltderalgen.wordpress.com**

Christine Volm
Die Botanikerin, Gartenbauwissenschaftlerin und Autorin bietet Wildpflanzen-Exkursionen und Coachings zu veganer Rohkost an. **www.christine-volm.de**

Sachregister

Rezeptregister

Impressum

© 2015 GRÄFE UND UNZER VERLAG GmbH, München
Alle Rechte vorbehalten. Nachdruck, auch auszugsweise, sowie Verbreitung durch Bild, Funk, Fernsehen und Internet, durch fotomechanische Wiedergabe, Tonträger und Datenverarbeitungssysteme jeder Art nur mit schriftlicher Genehmigung des Verlages.

Projektleitung: Silvia Herzog
Lektorat: Ulrike Geist
Bildredaktion: Nadia Gasmi
Umschlaggestaltung und Layout: independent Medien-Design, Horst Moser, München
Herstellung: Martina Koralewska
Satz: Christopher Hammond
Reproduktion: Repro Ludwig, Zell am See
Druck und Bindung: Schreckhase, Spangenberg

Printed in Germany

ISBN 978-3-8338-4227-6

1. Auflage 2015

Die GU-Homepage finden Sie unter www.gu.de

 www.facebook.com/gu.verlag

Gedruckt auf Galaxi Supermat, exklusiv bei der Papier Union.

Bildnachweis

Fotoproduktion Cover: Kramp + Gölling, Hamburg
Fotoproduktion innen, Autorenfoto: Hans Gerlach, München
Foodstyling u. Versuchsküche: Monica Morton
Illustrationen S. 13, Klappe hinten: Claudia Klein, München
Weitere Fotos:
A1 Pix Your Photo Today: S. 36, 53; Alimdi: S. 43; Caro/Fotofinder: S. 119; F1 Online: S. 82, 117; Flora Press Deko: S. 30; Fotolia: Innenklappe vorne (Granatapfel, Sprossen, Zimt), S. 14, 49, 86 (Brokkoli, Sanddorn, Hagebutte, Knoblauch), 87, 101; Getty Images: S. 22, 32, 46; Glow Images: S. 26; GU: S. 6 (M. Neubauer), 11, 86/Hintergrund, 91 und 112 (Kramp + Gölling), 18 (Eising); Imago: S. 118; Istockphoto: Innenklappe vorne (Honig, Gojibeeren), S. 23, 70, 71, 86 (Aroniabeere, Leinsamen, Walnuss); Plainpicture: S. 2 li., 12, 19, 40, 97; Privat: S. 28, 50, 110; Shutterstock: Außenklappe vorne, Innenklappe vorne (Acaibeere), S. 86 (Honigwaben, Blaubeere, Sprossen, Kräuter, Getreidegras), 94, 120; Stockfood: S. 121; Stocksy: S. 5, 29, 57, 60, 65, 74, 78, 104, 116; Ullstein: S. 8.

Syndication: www.jalag-syndication.de

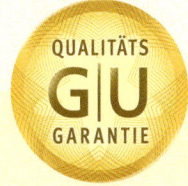

Liebe Leserin, lieber Leser,

haben wir Ihre Erwartungen erfüllt? Sind Sie mit diesem Buch zufrieden? Haben Sie weitere Fragen zu diesem Thema? Wir freuen uns auf Ihre Rückmeldung, auf Lob, Kritik und Anregungen, damit wir für Sie immer besser werden können.

GRÄFE UND UNZER Verlag
Leserservice
Postfach 86 03 13
81630 München
E-Mail:
leserservice@graefe-und-unzer.de

Telefon: 00800 / 72 37 33 33*
Telefax: 00800 / 50 12 05 44*
Mo–Do: 8.00–18.00 Uhr
Fr: 8.00–16.00 Uhr
(* gebührenfrei in D, A, CH)

Ihr GRÄFE UND UNZER Verlag
Der erste Ratgeberverlag – seit 1722.

Umwelthinweis
Dieses Buch wurde auf PEFC-zertifiziertem Papier aus nachhaltiger Waldwirtschaft gedruckt.

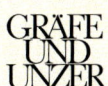

Ein Unternehmen der
GANSKE VERLAGSGRUPPE

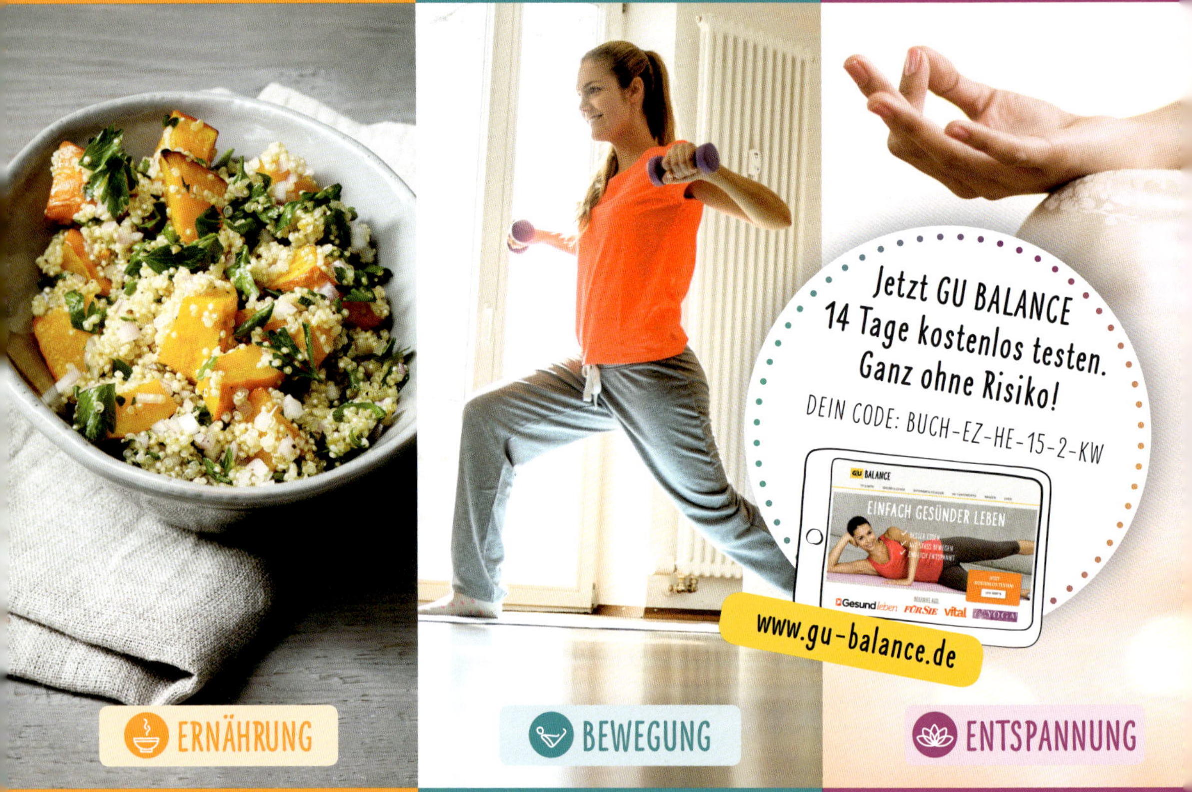

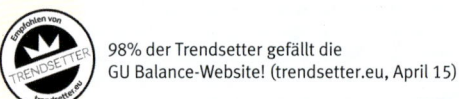
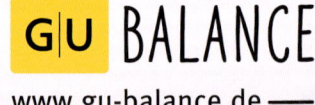